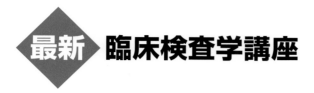

最新 臨床検査学講座

関係法規

2024年版

JN003048

編 集

宮 島 喜 文
三 村 邦 裕

医歯薬出版株式会社

「最新臨床検査学講座」の刊行にあたって

　1958年に衛生検査技師法が制定され，その教育の場からの強い要望に応えて刊行されたのが「衛生検査技術講座」であります．その後，法改正およびカリキュラム改正などに伴い，「臨床検査講座」(1972)，さらに「新編臨床検査講座」(1987)，「新訂臨床検査講座」(1996)と，その内容とかたちを変えながら改訂・増刷を重ねてまいりました．

　2000年4月より，新しいカリキュラムのもとで，新しい臨床検査技師教育が行われることとなり，その眼目である"大綱化"によって，各学校での弾力的な運用が要求され，またそれが可能となりました．「基礎分野」「専門基礎分野」「専門分野」という教育内容とその目標とするところは，従前とかなり異なったものになりました．そこで弊社では，この機に「臨床検査学講座」を刊行することといたしました．臨床検査技師という医療職の重要性がますます高まるなかで，"技術"の修得とそれを応用する力の醸成，および"学"としての構築を目指して，教育内容に沿ったかたちで有機的な講義が行えるよう留意いたしました．

　その後，ガイドラインが改定されればその内容を取り込みながら版を重ねてまいりましたが，2013年に「国家試験出題基準平成27年版」が発表されたことにあわせて紙面を刷新した「最新臨床検査学講座」を刊行することといたしました．新シリーズ刊行にあたりましては，臨床検査学および臨床検査技師教育に造詣の深い山藤　賢先生，高木　康先生，奈良信雄先生，三村邦裕先生，和田隆志先生を編集顧問に迎え，シリーズ全体の構想と編集方針の策定にご協力いただきました．各巻の編者，執筆者にはこれまでの「臨床検査学講座」の構成・内容を踏襲しつつ，最近の医学医療，臨床検査の進歩を取り入れることをお願いしました．

　本シリーズが国家試験出題の基本図書として，多くの学校で採用されてきました実績に鑑みまして，ガイドライン項目はかならず包含し，国家試験受験の知識を安心して習得できることを企図しました．国家試験に必要な知識は本文に，プラスアルファの内容は側注で紹介しています．また，読者の方々に理解されやすい，より使いやすい，より見やすい教科書となるような紙面構成を目指しました．本「最新臨床検査学講座」により臨床検査技師として習得しておくべき知識を，確実に，効率的に獲得することに寄与できましたら本シリーズの目的が達せられたと考えます．

　各巻テキストにつきまして，多くの方がたからのご意見，ご叱正を賜れば幸甚に存じます．

2015年春

医歯薬出版株式会社

序

　臨床検査技師制度は1970年に『臨床検査技師，衛生検査技師等に関する法律』が制定されて以来50年が経過した．その間，臨床検査に関するいくつかの法律，政令，省令の改正が行われ，時代に即した臨床検査技師が法律によっても形づくられ，臨床検査技師の地位向上とともに責任の重要さが増してきた．

　2019年には『医療法』の一部改正により，検体検査の質の保証という観点から検体検査の分類の見直しが行われ，さらに安全で適切な医療提供の確保を推進するため，病院や診療所に対し，検体検査の精度を確保する措置を講ずることが医療法の条文に明記された．また，2019年に発生した新型コロナウイルス感染症（COVID-19）の流行は，国民の生活様式を変えるほど大きな影響をもたらした．そのため，『感染症の予防及び感染症の患者に対する医療に関する法律』や『予防接種法』，『検疫法』，そして『新型インフルエンザ等対策特別措置法』などの感染症に関係する法律は毎日のようにマスコミで取り上げられ，医療に関わる者はこれらの正しい知識をもつことが求められる．

　このような背景から今般，本書は最新の知識を組み入れるために2021年に全面改訂を行い，さらに医師のタスク・シフト／シェアに関連した法令改正などを適宜反映させ『関係法規　2024年版』として発刊の運びとなった．2023年に改訂された「令和7年版臨床検査技師国家試験出題基準」を執筆内容の基とし，執筆者は現場の第一線で活躍されている先生方さらに教育現場において教鞭をとられている先生方に分担して執筆をお願いした．そのため現場に，そして時代に即した内容となっているものと確信している．

　関係法規は，法律特有の言い回しや文章の難解さなどから学生諸君は敬遠しがちな科目である．しかし，臨床検査技師として業務の範囲や罰則などを理解しておくことは重要であるとともに，チーム医療の一員として他の医療専門職の仕事を把握しておかなければならない．さらには医療法規，保健衛生法規，予防衛生法規なども理解する必要がある．このことは医療を行うために必須な事柄ばかりでなく，社会人として生活を営む上でも，また健康を維持・増進させ豊かな人生を送るためにも大切な知識になる．そのために本書では特に難解な部分には説明や脚注を多く取り入れ，できるだけ興味をもつことができるよう工夫をした．

　本書が臨床検査技師を目指す学生の教科書として，また現場の臨床検査技師の知識の再確認として有益な書となることを願っている．

　最後に，お忙しいなか執筆いただいた先生方に深く感謝申し上げます．

2024年春

宮島　喜文
三村　邦裕

●編　集

宮島 喜文（みやじま よしふみ）　日本臨床衛生検査技師会　代表理事会長
　　　　　　　　　　　　　　　　元参議院議員

三村 邦裕（みむら くにひろ）　千葉科学大学名誉教授
　　　　　　　　　　　　　　　日本臨床検査同学院　事務局長

●執筆者（執筆順）

三村 邦裕（みむら くにひろ）　（前掲）

宮島 喜文（みやじま よしふみ）　（前掲）

横地 常広（よこち つねひろ）　日本臨床衛生検査技師会　病棟業務検証委員会

丸田 秀夫（まるた ひでお）　日本臨床衛生検査技師会　代表理事副会長
　　　　　　　　　　　　　　佐世保中央病院臨床検査技術部　部長

藤田 和博（ふじた かずひろ）　大東文化大学教授／学部長（スポーツ・健康科学部健康科学科）
　　　　　　　　　　　　　　　大東文化大学大学院教授（スポーツ・健康科学研究科）

横田 浩充（よこた ひろみつ）　慶應義塾大学病院臨床検査技術室　室長

益田 泰蔵（ますだ たいぞう）　国立病院機構東京医療センター臨床検査科　臨床検査技師長

側注マークの見方 国家試験に必要な知識は本文に，プラスアルファの内容は側注で紹介しています.

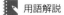 用語解説　　関連事項　　トピックス

●執筆分担

第 1 章　三村邦裕	第 6 章　横田浩充
第 2 章　宮島喜文	第 7 章　三村邦裕
第 3 章　横地常広	第 8 章　藤田和博
第 4 章　丸田秀夫	第 9 章　横田浩充
第 5 章　藤田和博	第 10 章　益田泰蔵

第1章 法の概念

I 法の概念

1 法の意義

多数の人間がさまざまな社会生活をするためには，一定の秩序やルールが不可欠である．そのため，人々が安全に安心した生活を送るには**社会規範**が必要となる．その社会規範には**道徳**と**法律**がある．お年寄りや子どもを大事にしようとか，困っている人に手を差し伸べるという規範は「道徳」である．また，人に危害を及ぼしたり，物を盗んだりしてはならないという規範は「法律」として国が規定しており，これを犯せば罰が与えられる．どのような行為が罰せられる行為で，どのような罰が与えられるのかを明確にしたものが法律である．法律と道徳の違いは，法律は国家が権力を基に規範を維持し，強制力をもって実行する．すなわち，公権力をもっている点である．これが制定されているおかげで，われわれは安心して生活や仕事，そして学ぶことができるのである．

人が所属する組織にも規範がある．医療に携わる場合には，医療法や臨床検査技師等に関する法律，医師法，保健師助産師看護師法などの法律があり，これらに基づいて業務を行わなければならない．臨床検査技師等に関する法律には，臨床検査技師の免許取得，業務，そして衛生検査所等のことが規定されている．

2 法の体系

1) 成文法と不文法

法の存在形式には**成文法**と**不文法**がある．成文法は制定法ともいわれ，国会等の議会での議決を経て，一定の手続きと形式に従って文章の形で表されているものである．一方，不文法は文章になっておらず成文法を補充するものである．不文法には**慣習法**(法として確信が得られるほど社会に認められた習わし)，**判例法**（裁判の判決例を集積することで成立する），**条理**（成文法や慣習法，判例法にない物事の道理による判断）がある．

2) 日本の成文法の種類

日本の成文法には**憲法，法律，命令，規則，条例，条約**がある．

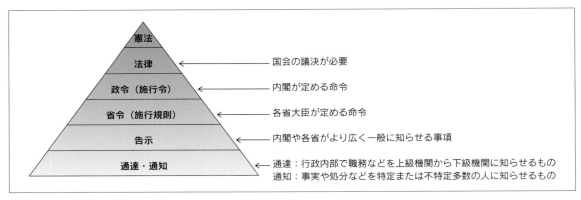

図1-1　法のピラミッド

Ⅱ　法令の種類

　図 **1-1** は法のピラミッドといわれる．最高法規である憲法を頂点として，図のような上下関係がある．それは「上位の法は下位の法に優先する」関係になる．

1　憲法

　日本国憲法はわが国の**最高法規範**であり，**国家の根本法**で，国民の基本的人権や国家の統治機構を定めている．

　内容を章別にみると，第 1 章が天皇，第 2 章が戦争放棄，第 3 章が国民の権利および義務，第 4 章は国会，第 5 章は内閣，第 6 章は司法，第 7 章は財政，第 8 章は地方自治，第 9 章は憲法改正方法，第 10 章は憲法が日本国の最高法規であることが記載されている．

　憲法の構成は，**国民主権**，**平和主義**，**基本的人権**の保障を**三大原則**としている．

　基本的人権は，人間として生まれながらにして有する権利であり，すべての人が平等に享受する権利でもある．基本的人権は，自由権，参政権，社会権，受益権の 4 つに分類される（**表 1-1**）．

　医療に関わる憲法の条文は**第 25 条**である．

> （生存権及び国民生活の社会的進歩向上に努める国の義務）
> **第 25 条**　すべての国民は，健康で文化的な最低限度の生活を営む権利を有する．
> **2**　国は，すべての生活部面について，社会福祉，社会保障及び公衆衛生の向上及び増進に努めなければならない．

　第 1 項はこの趣旨を実現するための国民に対する**生存権**が記載され，第 2 項では生存権を具現化するために国の責任の下に努力すべき義務（国の社会的使命）が記載されている．そのため，社会福祉，社会保障，公衆衛生の向上の

 基本的人権
憲法第11条では「国民はすべての基本的人権の享有を妨げられない．この憲法が国民に保障する基本的人権は，侵すことのできない永久の権利として，現在及び将来の国民に与えられる．」とされている．

表1-1 基本的人権

基本的人権	自由権	自由権とは国家から制約も強制もされずに自由に考え，行動することができる権利である．自由権の内容は，学問の自由，信教の自由，表現の自由などの精神的自由権，職業選択の自由，居住移転の自由，海外渡航の自由の経済的自由権，そして人身の自由の身体的自由権がある．
	参政権	参政権とは，国民が国政に参加する権利である．参加する制度には直接的参政方法と間接的参政方法がある．直接的参政方法は，公務員になる公務就任権と議員になる被選挙権などがある．また，間接的参政方法は公職者を選定する選挙権と公職就任者を罷免（リコール）することができる国民罷免権がある．
	社会権	社会権とは，社会を人間が生きていくために人間が人間らしく生きる権利である．一般に，日本国憲法第25条で生存権，第26条で教育を受ける権利，第27条で勤労の権利，第28条で労働基本権という社会権が保障されている．
	受益権	受益権とは国務請求権ともいわれ，人権を確保するために国家に対し行為や給付を要求する権利のことをいう．裁判を受ける権利，請願権，国家賠償請求権などをいう．

ために必要な多くの法令が制定されている．

2 法律

　法律は国会の議決を経て**公布**，**施行**される．公布とは国民に知らせることをいい，施行とは国民が法律の適用を実際に受けることを意味する．公布は慣習により官報（→ p.23 側注）で国民に通知する．

　国会の議決は衆議院，参議院ともに出席議員の過半数でもって可決する．法律案の提出には，**政府提案（閣法）**と**議員提案（発議）**がある．法律案は衆議院，参議院どちらでも先に提出しても構わない．議員提案は衆議院あるいは参議院の議員が発議する法律である．衆議院では議員20名以上，参議院では議員10名以上の賛成を必要とする（予算が伴う場合には衆議院50名以上，参議院20名以上の賛成が必要）．

　臨床検査技師に関係する法律としては「**臨床検査技師等に関する法律**」がある．

先議権
両院制（二院制）である場合，先に審議をする権利のことで，予算については憲法第60条において衆議院に先に提出することが決められている．

3 命令

　命令は**国の行政機関**によって制定される成文法である．命令には，内閣が定める**政令**と各省大臣が定める**省令**がある．政令は**施行令**，省令は**施行規則**ともいわれる．臨床検査技師に関係する政令（施行令）は「臨床検査技師等に関する法律施行令」であり，臨床検査技師の免許の申請や登録事項など，採血，検体採取，臨床検査技師国家試験委員，学校または養成所の指定，国家試験受験資格などが定められている．また，臨床検査技師に関係する省令（施行規則）は「臨床検査技師等に関する法律施行規則」であり，臨床検査技師の業務，免許，試験，衛生検査所などについて定められている．

4 規則

規則とは**国会以外の立法・行政・司法の機関**が制定する成文法である．それには地方公共団体の知事や市長村長が定めるもの，人事院や会計検査院，衆議院，参議院，最高裁判所などが定める規則がある．

5 条例

条例とは，**地方公共団体の議会**の議決によって制定することができる法規範である（自治権）．地方公共団体には，都道府県，市町村の単位である普通地方公共団体と，東京都内の特別区を対象とした特別地方公共団体がある．

6 条約

条約とは，国家間の約束事や合意を文書にしたものである．たとえば，日米安全保障条約や **WHO（世界保健機関）憲章**，**ILO（国際労働機関）条約**などがある．国会の承認を得て，内閣が締結する．

WHO：World Health Organization

ILO：International Labour Organization

7 告示・通達

法律の適切な運用を行うために，その法律を運用する府や省が告示や通達を発出する．公の機関の長が決定した事項や一般に知らせる事項を広く一般に知らせる（公告）ことを**告示**という．また，上級行政庁が下級行政庁に対し，細目的な職務事項や法律の解釈・判断の具体的指針を示し，行政上の処理の統一を期するために文書をもって発する指示を**通達**という．

Ⅲ 法の読み方

1 章，条，項，号

条文を論理的な体系に基づいて区分する必要がある場合には，まず**章**で区分する．章のなかで区分する場合には**条**で分ける．さらに条を細かく分けるときは**項**を使用し，さらに項を細かく分けるときは**号**を使用する．すなわち，法令条文は**章**，**条**，**項**，**号**の順番になっている．また，記載の仕方はアラビア数字の「1．2．3．」（①のような場合もある）は項を表し，漢数字の「一，二，三」（(1)のような場合もある）は号を表す．また第1項の「1」は省略される場合がある（例1）．

例1：臨床検査技師等に関する法律　第6条

第2章　免許
　……
（登録及び免許証の交付）
第6条　免許は，試験に合格した者の申請により，厚生労働大臣が臨床検査技師名簿に登録することによって行う．
2　厚生労働大臣は，免許を与えたときは，臨床検査技師免許証を交付する．

ここでは項の「1」が記載されていないが，第 6 条の最初の文章「免許は，…」が第 1 項になり，「厚生労働大臣は，…」が第 2 項になる．

2　条文中の接続詞
1）「若しくは」と「又は」
どちらも「or」を意味する言葉であるが，語句を並列するときには「**又は**」を用いる．上下や強弱の段階がある場合には，大きな接続には「**又は**」を用い，小さな接続には「**若しくは**」を用いる（例 2）．

> **例 2**：臨床検査技師等に関する法律　第 15 条第 3 号
>
> 第 15 条
> 　三　外国の第 2 条に規定する検査に関する学校若しくは養成所を卒業し，又は外国で臨床検査技師の免許に相当する免許を受けた者で，厚生労働大臣が第 1 号に掲げる者と同等以上の知識及び技能を有すると認めたもの

2）「及び」と「並びに」
どちらも「and」を意味する言葉だが，語句を並列する場合には「**及び**」を用いる．上下や強弱がある場合には，大きな接続には「**並びに**」を用い，そのなかでの小さな接続には「**及び**」を用いる（例 3）．

> **例 3**：臨床検査技師等に関する法律　第 10 条
>
> 第 10 条　この章に規定するもののほか，免許の申請，臨床検査技師名簿の登録，訂正及び消除並びに臨床検査技師免許証の交付，書換交付，再交付，返納及び提出に関して必要な事項は，政令で定める．

Ⅳ　臨床検査技師関係法規とその種類

本書に記載される関係法規を整理すると**表 1-2** のようになる．

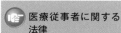

医療従事者に関する法律

医療を担う人材の役割と義務そして責任等を定めたもので，身分法ともいわれる．

表1-2　本書で解説する臨床検査技師関係法規とその種類

1）**医事に関する法律**
　①医療法
　②医療従事者に関する法律
　・臨床検査技師等に関する法律
　・医師法
　・保健師助産師看護師法
　・診療放射線技師法
　・臨床工学技士法
　・理学療法士及び作業療法士法
　・視能訓練士法
　・義肢装具士法
　・救急救命士法
　・言語聴覚士法
　・薬剤師法
　・栄養士法
　③死体解剖保存法
　④個人情報の保護に関する法律
　⑤臨床研究法

2）**薬事に関する法律**
　①医薬品，医療機器等の品質，有効性及び安全性の確保等に
　　関する法律〈医薬品医療機器等法〉
　②毒物及び劇物取締法
　③麻薬及び向精神薬取締法
　④大麻取締法
　⑤覚醒剤取締法
　⑥安全な血液製剤の安定供給の確保等に関する法律〈血液法〉

3）**保健衛生に関する法律**
　①地域保健法
　②食品衛生法
　③母子保健法
　④学校保健安全法
　⑤健康増進法
　⑥がん対策基本法
　⑦高齢者の医療の確保に関する法律
　⑧臓器移植に関する法律

4）**予防衛生に関する法律**
　①感染症の予防及び感染症患者に対する医療に関する法律
　　〈感染症法〉
　②新型インフルエンザ等対策特別措置法
　③予防接種法
　④検疫法

5）**環境衛生に関する法律**
　①環境基本法
　②公害健康被害の補償等に関する法律〈公害被害補償法〉
　③廃棄物処理及び清掃に関する法律〈廃棄物処理法〉

6）**労働衛生に関する法律**
　①労働基準法
　②労働安全衛生法
　③労働者災害補償保険法〈労災保険法〉

7）**社会保障・福祉に関する法律**
　①医療保険関連法規
　・健康保険法
　・国民健康保険法
　②介護保険関連法規
　・介護保険法
　③年金保険関連法規
　・国民年金法
　・厚生年金保険法
　④労働保険関連法規
　・雇用保険法
　⑤社会福祉関連法規
　・生活保護法
　・児童福祉法
　・老人福祉法
　・障害者基本法

第2章 臨床検査技師と法律

I 臨床検査技師を取り巻く環境と法律のかかわり

　医療および社会保障に係る分野では，生命を左右する内容も含まれるため，その業務を行える資格や体制，その業務範囲まで厳格に法律で規定されている．

　臨床検査は，保健・医療の領域で，疾病の早期発見・正確な診断の提供につながる重要な情報としての価値を有している．臨床検査技師は保健・医療に携わる医療関係職種と連携して，自らがどのような役割を果たし職務を遂行するのかを法的に理解しなければならない．そのために，基盤となる「臨床検査技師等に関する法律」および保健・医療等に関する諸制度の概要とそれを規定する関係法規を学び，臨床検査技師として職務を遂行するための根拠や判断基準が修得できるよう能力をつけることが重要である．

　特に，近年は科学技術の発展により，医学の解明や医療が進歩し，新たな医療技術が生まれている．一方，わが国は少子高齢化・人口減少が進むなど，社会環境の変化も急速に進行しているため，医療・社会保障などに関する法制度の改変を余儀なくされている．関係法規の基本的な仕組みや法律に使われている用語を理解しておくことは，現実の社会状況を認識し，自らがどのような立場で適切な判断を行い，行動するべきかの基本となる．

> **関係法規を学ぶ意義**
> たとえば高齢者の在宅医療で，臨床検査技師が医師の往診に同行する際に，その活動には臨検法だけでなく，医療法，医師法，介護保険法，障害者総合支援法，感染症法などがかかわってくる場合がある．医療従事者として適切に行動ができるように，関係法規について広く学ぶ必要がある理由の一つである．

II 臨床検査技師法の成り立ち

1 衛生検査技師法の制定

　戦前は，細菌検査や血清検査など，感染症に関する検査が大学病院や当時の陸軍や海軍などの病院で行われていたが，終戦後，これらの多くの病院は国立病院として移管され，検査業務が引き継がれてきた．同時に，感染症のまん延防止の防疫行政において，都道府県の研究所・保健所などが広く配置された．

　一方，昭和27年（1952年）には，これらの施設で検査業務を担う国立病院等の従事者が中心となって，学術・職能団体である日本衛生検査技術者会（現・**日本臨床衛生検査技師会**）を創設し，身分・資格を法的に位置づける立法運動を始めた．これを受けて，当初，厚生省（現・厚生労働省）も業務独占を盛り込んだ法案作成に動いたが，憲法における職業の自由との兼ね合いから，さらに医療関係団体の反対もあり，消滅したといわれている．

　その後も政府提案の立法を目指していたが，政府の方針により業務独占法と

表2-1　衛生検査技師法の制定から今日までの沿革

制定・改正年月日	制定・改正
昭和33（1958）年4月23日	**衛生検査技師法（法律第76号）の制定.**→昭和33年7月22日施行 **衛生検査技師の資格を定め，免許は都道府県知事から交付されることとした.**
昭和45（1970）年5月21日	**臨床検査技師，衛生検査技師等に関する法律（法律第83号）に改題し，改正（以下，臨衛技法）.**→昭和46年1月1日施行 新たに**臨床検査技師**の資格を定めた.臨床検査技師は，診療の補助として**生理学的検査，検査用採血**を行うことができるとした.臨床検査技師，衛生検査技師の免許は**厚生大臣**から交付されることになった.など
昭和55（1980）年12月6日	臨衛技法の一部改正（法律第105号）.→昭和56年3月6日施行 衛生検査所の登録を任意制から義務制に変更，並びに立入検査等の指導監督の強化.
昭和56（1981）年5月25日	障害に関する用語整理のための医師法等の一部を改正する法律（法律第51号）第8条による臨衛技法の一部改正. 昭和56年の国際障害者年にあたり差別用語を見直し.衛生検査所の放射性同位元素の施設を知事への届出制へ.
昭和61（1986）年12月26日	地方公共団体の執行機関が国の機関として行う事務の整理及び合理化に関する法律（法律第109号）第6条による臨衛技法の改正.→昭和62年4月1日施行 衛生検査所への立入検査は，所管の知事だけではなく保健所設置市の市長も指示できるようになった.また，厚生省令第28号で衛生検査所に精度管理基準が制定された.
平成3（1991）年4月2日	学校教育法の一部を改正する法律（法律第25号）附則第6項による臨衛技法の一部改正.→平成3年7月1日施行 国家試験受験資格の見直し.
平成5（1993）年11月12日	行政手続法の施行に伴う関係法律の整備に関する法律（法律第89号）第121条による臨衛技法の改正. 欠格事由に該当した際の聴聞制度を行政手続法に基づいて行われることとし，衛生検査所の登録取消しの場合にも準用できることとした.
平成6（1994）年7月1日	地域保健対策強化のための関係法律（法律第84号）第14条・同15条による臨衛技法の改正. 衛生検査所の登録について，所管の知事の監督権限を保健所設置市長のほか，特別区長（東京都内23区）にも委任した.
平成7（1995）年5月12日	刑法の一部を改正する法律（法律第91号）附則第9条による臨衛技法の一部改正. 守秘義務違反者に対する公訴提起用語を口語体に改正.
平成11（1999）年7月16日	地方分権の推進を図るための関係法律の整備等に関する法律（法律第87号）第195条による臨衛技法の改正. 衛生検査所で検体検査用放射性同位元素を備える場合の所管の知事への届出を義務化.臨床検査技師養成施設の指定，国家試験の方法等を政令・省令へ委任した.
平成11（1999）年12月22日	中央省庁等改革関係法施行法（法律第160号）第654条・同698条による臨衛技法の一部改正. 厚生労働省設置法の改正により，事務権限の一部を地方厚生局等に委任した.
平成13（2001）年6月29日	障害者等に係る欠格事由の適正化等を図るための医師法等の一部を改正する法律（法律第87号）による臨衛技法の改正. 障害者の社会経済活動への参加を促進するために欠格事由の見直しと，違反についての罰金が増額された.
平成13（2001）年7月11日	学校教育法の一部を改正する法律（法律第105号）附則第8条による臨衛技法の改正. 臨床検査技師養成施設等への入学資格を高等学校卒業者のみに限定せず，文科大臣が指定した資格者も入学できることとした.
平成17（2005）年5月2日	**臨床検査技師等に関する法律（法律第39号）に改題し，改正（以下，臨検法）.** 衛生検査技師制度の廃止.「医師の指導監督」を「医師又は歯科医師の指示」に改め，**生理学的検査の規定を政令から省令へ移した.**
平成26（2014）年6月25日	地域における医療及び介護の総合的な確保を推進するための関係法律の整備等に関する法律（法律第83号）第14条による臨検法の改正. 政令で定める**検体採取**（血液を除く）を診療の補助として臨床検査技師が行うことができるとした.平成27年政令第46号の第3条で，検体採取の5つの行為が定められた. **→平成27（2015）年4月1日施行**
平成29（2017）年6月14日	医療法等の一部を改正する法律（法律第57号）第3条による臨検法の改正. **検体検査の定義を「人体から排出され，又は採取された検体の検査」として厚生労働省令で定めること，**あわせて衛生検査所の登録基準に精度の確保の方法等が厚生労働省令に定める基準に適合しなければならないことを定めた. **→平成30（2018）年12月1日施行**

（次頁へつづく）

表2-1 つづき

制定・改正年月日	制定・改正
平成 30（2018）年 7 月 27 日	医療法等の一部を改正する法律の一部の施行に伴う関係政令の整理に関する政令（政令第 230 号）第 1 条による医療法施行令の改正，第 2 条による臨検法施行令の改正. 医療法等の一部を改正する法律の一部の施行に伴う厚生労働省令の整備に関する省令（厚生労働省令第 93 号）第 1 条による医療法施行規則の改正，第 2 条による臨検法施行規則の改正. **病院等**において検体検査業務を行う場合の**精度の確保の方法等**に関する厚生労働省令で定める基準の策定，**遺伝子関連・染色体検査**が検体検査の 1 次分類として明確化されたこと，**検体検査分類は厚生労働省令で定める**ことなどが定められた. →平成 30（2018）年 12 月 1 日施行
令和 2（2020）年 12 月 23 日	臨床検査技師等に関する法律施行令の一部を改正する政令（政令第 366 号）による臨床検査技師国家試験の受験資格の改正. **臨床検査技師国家試験の受験資格の見直し**が行われた. →令和 4（2022）年 4 月 1 日施行
令和 3（2021）年 2 月 24 日	厚生労働省告示第 49 号による検体検査，生理学的検査，採血及び検体採取に関する科目の規定. 昭和 62 年厚生省告示第 21 号，第 22 号で定められていた科目を見直し，令和 3 年厚生労働省告示第 49 号で**検体検査，生理学的検査，採血及び検体採取に関する科目が 14 科目に整理**された. →令和 4（2022）年 4 月 1 日適用
令和 3（2021）年 5 月 28 日	良質かつ適切な医療を効率的に提供する体制の確保を推進するための医療法等の一部を改正する法律（法律第 49 号）第 10 条による臨検法の改正. 臨床検査技師の業務に「**採血，検体採取又は生理学的検査に関連する行為として厚生労働省令で定めるもの（医師又は歯科医師の具体的な指示を受けて行うものに限る）**」として 4 行為が追加された. →令和 3（2021）年 10 月 1 日施行
令和 3（2021）年 7 月 9 日	臨床検査技師等に関する法律施行令の一部を改正する政令（政令第 202 号）による臨検法施行令の改正. 臨床検査技師が実施可能な**検体採取に 2 行為が追加**された. →令和 3（2021）年 10 月 1 日施行 診療放射線技師法施行規則等の一部を改正する省令（厚生労働省令第 119 号）第 2 条による臨検法施行規則の改正. 臨床検査技師が実施可能な**生理学的検査に 4 項目が追加**された. →令和 3（2021）年 10 月 1 日施行
令和 4（2022）年 7 月 28 日	医療法施行規則等の一部を改正する省令（厚生労働省令第 107 号）第 6 条による臨検法施行規則の改正. 受験の手続きが改正された. →令和 4（2022）年 7 月 28 日施行

しての立法作業は困難となったため，議員の発議による議員立法を目指し，与野党に要望し，法律名は当時の社会党案，内容は自民党案でまとめあげた．その結果，**衛生検査技師法**（昭和 33 年 4 月 23 日法律第 76 号）が成立，同年 7 月 22 日に施行された．

　この法律は，当時の赤痢やコレラなどの伝染病や，結核，寄生虫などの感染症対策が進むなかで，社会防衛面から公衆衛生との概念の下に制定されたものであった．免許は都道府県知事から受け，衛生検査技師の名称を用いて，医師の指導監督の下に衛生検査の業務を行うものと規定され，業務独占にはなっていない．また，衛生検査とは細菌学的検査，血清学的検査，血液学的検査，病理組織学的検査および原虫・寄生虫学的検査のほかに臨床医化学的検査と定められ，検体検査のみで，食品の理化学検査や水質検査などに従事する者は，法律の対象とはなっていない．しかも，医師や薬剤師，獣医師などはこの法律で定める教育を履修し，国家試験にも合格しているとみなし，無試験の申請のみ

で衛生検査技師免許が交付されるものであった.

　そこで，日本衛生検査技師会（現・日本臨床衛生検査技師会）は衛生検査の業務独占などを盛り込んだ法改正運動を進めたが，政府の調査会等においても否定されるのみで進展することはなかった.

2　臨床検査技師, 衛生検査技師等に関する法律の制定
1）臨床検査技師の誕生
　昭和40年代（1960年半ば〜1970年半ば頃）に入り，心電図や脳波検査などの生理学的検査の医療機関への普及や，検査試薬のキット化などにより，臨床検査の需要が増大した．そのようななか，衛生検査技師法は**臨床検査技師，衛生検査技師等に関する法律**（昭和45年5月21日法律第83号）として改正され，**臨床検査技師**が誕生した.

　この改正法では，従来の衛生検査を行う衛生検査技師と，臨床検査技師の名称を用いて現行の衛生検査および政令で定める生理学的検査を行う臨床検査技師が併記された．臨床検査技師は，保健師助産師看護師法（昭和23年7月30日法律第203号）の規定にかかわらず，診療の補助としての採血および生理学的検査を行うことを業としてできるとされ，衛生検査技師には適用しないものとされた．そのため，検体検査に従事する者は**臨床検査技師と衛生検査技師の二重構造**となった.

　臨床検査技師の国家試験受験資格が高卒等3年以上の学校もしくは養成所等の教育を受けた者となり，現在に至っている．また，衛生検査所の任意登録制度もこの法律で創設された.

　本法の一部改正（昭和55年12月6日法律第105号）では，衛生検査所の知事への登録が任意から義務登録制度に改められ，行政の指導監督が強化された.

2）生理学的検査業務の項目追加
　昭和から平成にかけて，医療施設等における検体検査の外部委託の急増や，臨床工学技士が創設されるなか，日本臨床衛生検査技師会は検体検査の業務制限や医療法への職名の挿入，そして生理学的検査の業務拡大に取り組んだが，臨床検査技師，衛生検査技師等に関する法律の2度の改正（平成5年11月12日法律第89号，平成6年7月1日法律第84号）で，生理学的検査業務に熱画像検査，磁気共鳴画像検査，眼底写真検査，毛細血管抵抗検査，経皮的血液ガス分圧検査が追加されたのみであった．同時に，厚生労働省は医療関係職種の業務調整として，診療放射線技師と視能訓練士との臨床検査技師の一部の生理学的検査の相互乗り入れを図った（→ p.17側注）.

3　臨床検査技師等に関する法律の制定

1）資格の一本化

　平成14年（2002年）に厚生労働省に「臨床検査技師並びに衛生検査技師のあり方検討会」が設けられ，5回の審議を経て，医師と臨床検査技師との関係や衛生検査技師の廃止，さらには生理学的検査の規定方式変更などについて平成15年6月に中間とりまとめがなされた．

　これに連動して，日本臨床衛生検査技師会および日本臨床検査技師連盟は，平成15年（2003年）3月に国会内に自由民主党臨床検査技師制度改革議員連盟を発足させた．議員提案による法案成立に進み，身分法を見直す観点から，臨床検査技師，衛生検査技師等に関する法律の一部が改正（平成17年5月2日法律第39号）され，**臨床検査技師等に関する法律**に改題された．臨床検査技師の定義が「医師の指導監督の下に」から「医師又は歯科医師の指示の下に」に改められ，衛生検査技師制度を廃止し，生理学的検査の規定も政令から省令に変更された．

2）臨床検査技師の業務の拡大

　平成20年（2008年）頃から，厚生労働省は今後の高齢化の進展による医療の需給に対応するための検討会を設け，医療関係職種の業務拡大を審議していたが，臨床検査技師については，平成25年（2013年）6月から診療の補助として鼻腔や咽頭などからの検体採取が取り上げられ，「地域における医療及び介護の総合的な確保を推進するための関係法律の整備等に関する法律」（平成26年6月18日法律第83号）第14条による臨床検査技師等に関する法律の改正として，検査のための検体（血液を除く）を採取する行為で政令に定めるものを臨床検査技師の業とすることを定めた．翌年に出された政令では，鼻腔拭い液，鼻腔吸引液等の5項目の行為も定められ，同時に生理学的検査の基準嗅覚検査および静脈性嗅覚検査，そして電気味覚検査およびろ紙ディスク法による味覚定量検査の2項目も追加された．

3）検体検査の品質・精度の確保

　平成27年（2015年），政府ではゲノム情報を用いた医療等の実用化についての検討が進み，ゲノム医療等の実現・発展を進める具体的方策として遺伝子関連検査の品質・精度の確保が取り上げられていた．わが国には検体検査の品質・精度の確保に法令上の規定がないため整備することになり，医療法等の一部を改正する法律（平成29年6月14日法律第57号）第3条により臨床検査技師等に関する法律の一部が改正された．

　この改正では，臨床検査技師が業として行う検体検査は「人体から排出され，又は採取された検体の検査として厚生労働省令で定めるもの」とされた．また，衛生検査所において検体検査を行う場合の精度の確保に関する基準の改正が行われた．それに伴い，平成30年（2018年）7月27日政令第230号および

日本臨床検査技師連盟

臨床検査技師連盟は，日本臨床衛生検査技師会の法改正などの政策要望を実現するため，平成10年（1998年）7月に設立し，東京都選挙管理委員会に届出した政治団体．

臨床検査技師制度改革議員連盟

平成15年（2003年）3月5日発足．臨床検査技師議員連盟は臨床検査技師等に関する法律などの改正を目的に自由民主党議員により設けられ，現在は，自由民主党臨床検査に関する制度議員連盟に改組され，活動している．

厚生労働省令第93号が公布し，同年12月1日に施行され，病院等および受託者における検体検査を行う場合の精度の確保に関する基準や検体検査の分類の見直しが行われた．

4）臨床検査技師教育の見直し

（1）臨床検査技師教育カリキュラムの見直し

団塊の世代が75歳を迎える医療・介護の需要が増大する2025年に向けて，病院完結型医療から，多職種が連携し地域で患者を支える「地域包括ケアシステム」（→p.119側注）が推進され，臨床検査技師にもチーム医療への積極的な参画が求められている．

臨床検査技師を取り巻く環境の変化に対応するため，令和元年（2019年）より「臨床検査技師学校養成所カリキュラム等改善検討会」において，臨床検査技師養成所等における教育内容の見直し等について検討が行われ，令和2年（2020年）4月に報告書が取りまとめられた．主な見直しの内容は，総単位数が95→102単位へ引き上げ，臨地実習単位数が7→12単位へ引き上げ，臨地実習指導者の資格要件などである．

この報告書に基づいて，令和3年（2021年）3月31日に臨床検査技師学校養成所指定規則や臨床検査技師養成所指導ガイドラインが改正され，約20年ぶりに臨床検査技師教育が見直された．その後，医師のタスク・シフト／シェアによる業務拡大に伴い（次項参照），さらに教科内容が追加された．この新カリキュラムは，令和4年（2022年）4月に臨床検査技師養成校へ入学した学生から適用されている．

（2）臨床検査技師国家試験の受験資格の見直し

臨床検査技師の養成課程には「指定校」と「科目承認校」の大きく2つがあり（→第3章参照），指定校は臨床検査技師学校養成所指定規則を満たすことにより認可を受けるが，科目承認校はこれが適用されず，厚生労働省告示において履修科目の審査基準の適合可否により認可される．

これらの教育内容に差異が生じないように，令和2年12月23日に臨検法施行令が改正され，臨床検査技師国家試験の受験資格が見直された．また，旧告示（昭和62年厚生省告示第21号，第22号）を統合し，厚生労働大臣が定める検体検査，生理学的検査，採血および検体採取に関する科目を14科目とした（令和3年2月24日厚生労働省告示第49号）．令和4年4月1日から適用されている．

5）臨床検査技師への医師のタスク・シフト/シェアの推進

平成31年（2019年）4月1日に「働き方改革を推進するための関係法律の整備に関する法律〈働き方改革関連法〉」が施行され（→p.114側注），これまで問題となっていた医師の過重労働や勤務環境の改善に取り組むこととなった．

医師に対して令和6年（2024年）4月から時間外労働の上限規制が適用されることから，厚生労働省では「医師の働き方改革に関する検討会」を開催し，平成31年3月28日報告書において，医療従事者の負担軽減による効率的な医療提供を進めるためにも，さらにチーム医療の考えを進める必要があるとした．このことを踏まえ，令和元年（2019年）10月から7回に渡って「医師の働き方改革を進めるためのタスク・シフト／シェアの推進に関する検討会」が開催され，医療関連職種の法令等を精査するとともに，タスク・シフト（業務の移管）／タスク・シェア（業務の共同化）を進めていくうえで具体的な検討がされた．

令和3年（2021年）5月28日に「良質かつ適切な医療を効率的に提供する体制の確保を推進するための医療法等の一部を改正する法律」が公布され，臨床検査技師等に関する法律などが改正され，臨床検査技師には新たに「静脈路の確保」「検査のための採痰（吸引カニューレ）」「直腸肛門機能検査」など10行為が認められた（令和3年10月1日施行）．

また，令和3年9月30日に医政局長通知(医政発0930第16号：付録p.160)により，今回の法改正前の現行制度の下で実施可能な範囲におけるタスク・シフト／シェアについて14行為が示され，臨床検査技師の業務が拡大された．

これからは，臨床検査技師は検査部内で業務を完結するのではなく，品質保証された検査データを迅速に提供することを担保したうえで，メディカルスタッフの一員として専門性を生かして多職種連携医療にかかわっていくことがますます求められる．検査室以外でも臨床検査技師が活躍する場をつくることによって，「新たな臨床検査の価値観の創出」に，より一層努めていかなければならない．

第3章 臨床検査技師等に関する法律

本法は，第1章～第7章と附則より構成されている．

臨床検査技師等に関する法律（昭和33年法律第76号）
- 第1章　総則（第1条～第2条）
- 第2章　免許（第3条～第10条）
- 第3章　試験（第11条～第17条）
- 第4章　業務等（第18条～第20条の2の2）
- 第5章　衛生検査所（第20条の3～第20条の9）
- 第6章　雑則（第20条の10）
- 第7章　罰則（第21条～第25条）
- 附則

本法と政令，省令

本法の執行のために必要なことは，臨床検査技師等に関する法律施行令（政令），臨床検査技師等に関する法律施行規則（厚生労働省令）により定められている．

本章では，下記のように略語で表記する．
法：臨床検査技師等に関する法律
施行令：臨床検査技師等に関する法律施行令
施行規則：臨床検査技師等に関する法律施行規則

Ⅰ 「第1章　総則」

1 法律の目的

（この法律の目的）
第1条 この法律は，臨床検査技師の資格等を定め，もつて医療及び公衆衛生の向上に寄与することを目的とする．

条文について

本書の巻末の付録に条文を掲載しているので，本文とあわせて参照のこと（別表など一部割愛した）．厚生労働省のホームページに全文が掲載されている．

この法律の制定の目的として，医療および公衆衛生の向上に寄与することを目的として，臨床検査技師等の資格を設けることを規定している．
「臨床検査技師の資格<u>等</u>を定め」とされているが，この法律が**臨床検査技師の身分法**と**衛生検査所の業態法**から構成されていることから，この「等」は衛生検査所を開設する場合の登録基準（設置図面，管理者，精度管理など）を規定していることを意味する．

2 臨床検査技師の定義

（定義）
第2条 この法律で「臨床検査技師」とは，厚生労働大臣の免許を受けて，臨床検査技師の名称を用いて，医師又は歯科医師の指示の下に，人体から排出され，又は採取された検体の検査として厚生労働省令で定めるもの（以

下「検体検査」という.）及び厚生労働省令で定める生理学的検査を行うことを業とする者をいう.

本条では，臨床検査技師の定義がされている．条文上，1）臨床検査技師の名称を用いて，2）医師または歯科医師の指示の下に，3）人体から排出され，または採取された検体の検査として厚生労働省令（施行規則）で定める検体検査，4）厚生労働省令（施行規則）で定める生理学的検査，5）業とする者について解説する.

1）臨床検査技師の名称

臨床検査技師免許を取得した者は，「臨床検査技師」と名乗って施行規則（厚生労働省令）で定める検体検査，生理学的検査の業務に従事できる．無資格者は，臨床検査技師という名称または紛らわしい名称を用いて業務に従事してはならない（法第20条を参照）．これを**名称独占**という．なお，名称独占は法制定当時（昭和33年）から続いている.

2）医師または歯科医師の指示の下

施行規則で定める臨床検査技師の業務範囲に限定して，医師または歯科医師は患者の疾病の診断や治療方針，予後の判定などのために必要な検査項目を依頼（指示）することができる．本法の制定当時は歯科領域での臨床検査は少なかったが，近年は口腔内の外科手術も多くなり，臨床検査（凝固検査など）や検査用採血の必要が出てきたため，平成17年（2005年）の法改正で医師の指示だけでなく，「歯科医師の指示」も加えられた.

指示とは，**包括的な指示**（検査項目名など）を意味する．依頼された検査項目の測定方法などは詳細な指示はなく，臨床検査技師の裁量に任されている．したがって，検査結果に対する品質保証は臨床検査技師が責任をもって担うことになる.

3）検体検査とは

「人体から排出された検体」とは，たとえば尿・糞便，喀痰，唾液などを意味し，「人体から採取された検体」とは，血液，体液，拭い液，組織片などを意味する．法第2条の厚生労働省令で定める検体検査は，施行規則第1条で7分類と分類され（**表3-1**），それに基づき施行規則別表1で検体検査の一次分類，二次分類（**表3-2**）が定められている．したがって，水質検査，食品検査などはこの法律の範疇ではない.

4）生理学的検査とは

施行規則第1条の2で生理学的検査について22項目（**表3-3**）を限定列挙している.

 診療の補助行為

採血，検体採取，生理学的検査等は，保健師助産師看護師法に規定されている「診療の補助行為」（相対的医療行為）の規制解除である．臨床検査技師およびその他の医療関連職種については，看護師・准看護師の業務独占を一部解除することで業務拡大され，診療の補助の一部を実施することができる（→p.29～37，p.62参照）.

 名称独占

検体検査は「人体から排出または採取された検体」の検査で，人体に危害を及ぼし，または危害を及ぼす恐れのある行為ではなく，診療の補助行為には含まれない（p.30 **図3-4**）.
検体検査は臨床検査技師（衛生検査技師を含む）の業務独占ではなく，法第2条の規定により，臨床検査技師の名称を用いて行うことができる（名称独占）と規定されている．検体検査を行う者について法律での制限がない（解放業務）.

 検査内容の施行規則への移行

検体検査の分類（**表3-2**）や生理学的検査の項目（**表3-3**）は，国会審議が必要となる法改正ではなく，医療技術の進歩に合わせて柔軟に対応できるように，厚生労働省内の委員会等の審議で改正することのできる施行規則（厚生労働省令）で定めている.

表3-1 法第2条の厚生労働省令（施行規則第1条）で定める検体検査

①微生物学的検査
②免疫学的検査
③血液学的検査
④病理学的検査
⑤生化学的検査
⑥尿・糞便等一般検査
⑦遺伝子関連・染色体検査

表3-2 検体検査の分類（施行規則別表1）

一次分類	二次分類
微生物学的検査	細菌培養同定検査
	薬剤感受性検査
免疫学的検査	免疫血液学検査
	免疫血清学検査
血液学的検査	血球算定・血液細胞形態検査
	血栓・止血関連検査
	細胞性免疫検査
病理学的検査	病理組織検査
	免疫組織化学検査
	細胞検査
	分子病理学的検査
生化学的検査	生化学検査
	免疫化学検査
	血中薬物濃度検査
尿・糞便等一般検査	尿・糞便等検査
	寄生虫検査
遺伝子関連・染色体検査	病原体核酸検査
	体細胞遺伝子検査
	生殖細胞系列遺伝子検査
	染色体検査

表3-3 法第2条の厚生労働省令（施行規則第1条の2）で定める生理学的検査

①心電図検査（体表誘導によるものに限る．）
②心音図検査
③脳波検査（頭皮誘導によるものに限る．）
④筋電図検査（針電極による場合の穿刺を除く．）
⑤運動誘発電位検査
⑥体性感覚誘発電位検査
⑦基礎代謝検査
⑧呼吸機能検査（マウスピース及びノーズクリップ以外の装着器具によるものを除く．）
⑨脈波検査
⑩熱画像検査
⑪眼振電図検査（冷水若しくは温水，電気又は圧迫による刺激を加えて行うものを除く．）
⑫重心動揺計検査
⑬持続皮下グルコース検査
⑭超音波検査
⑮磁気共鳴画像検査
⑯眼底写真検査（散瞳薬を投与して行うものを除く．）
⑰毛細血管抵抗検査
⑱経皮的血液ガス分圧検査
⑲聴力検査（気導により行われる定性的な検査であって次に掲げる周波数及び聴力レベルによるものを除いたものに限る．）
　イ　周波数 1,000Hz 及び聴力レベル 30dB のもの
　ロ　周波数 4,000Hz 及び聴力レベル 25dB のもの
　ハ　周波数 4,000Hz 及び聴力レベル 30dB のもの
　ニ　周波数 4,000Hz 及び聴力レベル 40dB のもの
⑳基準嗅覚検査及び静脈性嗅覚検査（静脈に注射する行為を除く．）
㉑電気味覚検査及びろ紙ディスク法による味覚定量検査
㉒直腸肛門機能検査

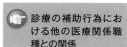

診療の補助行為における他の医療関係職種との関係

厚生労働省令で定める生理学的検査は，22項目（**表3-3**）が認められている．行為の一部は，保健師助産師看護師法（保助看法）の診療の補助行為から臨床検査技師に限定して解除された行為でないものもある．たとえば，診療放射線技師がともに行える行為として，磁気共鳴画像検査，超音波検査，言語聴覚士がともに行える行為は，聴力検査，平衡機能検査，視能訓練士がともに行える行為は，眼振電図検査（臨床検査技師は，冷水・温水・電気・圧迫刺激は除外）がある．眼底写真検査は，視能訓練士，診療放射線技師ともに行える行為であるが，散瞳剤を用いての検査は視能訓練士のみに認められている．

5）業とは

臨床検査技師免許を取得した者が，「臨床検査技師」の名称を用いて行うことのできる本来業務を意味する．

II 「第2章 免許」

1 免許

> （免許）
> **第3条** 臨床検査技師の免許（以下「免許」という.）は，臨床検査技師国家試験（以下「試験」という.）に合格した者に対して与える.

臨床検査技師免許を取得するためには，臨床検査技師国家試験を受験し合格しなければならない．受験資格については，法第15条に規定されている．

2 欠格事由

> （欠格事由）
> **第4条** 次の各号のいずれかに該当する者には，免許を与えないことができる.
> 　一　心身の障害により臨床検査技師の業務を適正に行うことができない者として厚生労働省令で定めるもの
> 　二　麻薬，あへん又は大麻の中毒者
> 　三　第2条に規定する検査の業務に関し，犯罪又は不正の行為があつた者

臨床検査技師の国家試験受験資格については欠格事項の定めはないが，臨床検査技師の免許については，臨床検査技師の国家試験に合格した者の申請により免許を与えることとされており，厚生労働大臣は国家試験合格者であっても欠格事由に該当する場合には免許を与えないことができると規定されている．

本条第1号の「厚生労働省令で定めるもの」として，視覚または精神の機能の障害により臨床検査技師の業務を適正に行うにあたって必要な認知，判断および意思疎通を適切に行うことができない者としている（施行規則第1条の3）．なお，厚生労働大臣は，本条第1号の当該者に免許を与えるかどうかを決定するときは，当該者が現に利用している障害を補う手段や受けている治療等により，障害の程度が軽減している状況を考慮しなければならないとしている（施行規則第1条の4）．

本条第2号の「麻薬，あへん又は大麻の中毒者」は，診断書等に基づき業務遂行に対し適正であるかどうか，本条第3号の「犯罪又は不正行為のあった者」は，本法第2条に定義された臨床検査技師の業務範囲において，医療過誤や患者の秘密漏洩などで法的な責任を問われた場合など，任命権者である厚生労働大臣が判断することとなる．

> **欠格事由の適正化**
> 2001年の「障害者等に係る欠格事由の適正化等を図るための医師法等の一部を改正する法律」（平成13年法律第87号）によって，ノーマライゼーションの理念に基づき障害者の社会経済活動への参加を促進するために，一律に障害の有無を欠格事由とするのではなく，障害の程度を考慮することとして，医療職種それぞれの資格で欠格事由の見直しが行われた.
> 法第4条はこれから免許を取得する者に向けての条文であるが，法第8条で免許取得後にも第4条に該当するときは免許が取り消されることがあると規定されている.

表3-4　免許の申請などに関わる事項

免許の申請 （施行令第 1 条）	・申請書に厚生労働省令で定める書類を添えて，住所地の都道府県知事を経由して厚生労働大臣に提出しなければならない．
名簿の登録事項 （施行令第 2 条）	①登録番号および登録年月日 ②本籍地都道府県名（日本の国籍を有しない者はその国籍），氏名，生年月日および性別 ③臨床検査技師国家試験合格の年月 ④免許の取消または名称の使用の停止に関する事項 ⑤その他厚生労働省令で定める事項
名簿の訂正 （施行令第 3 条）	・名簿の登録事項に変更を生じたときは，30 日以内に訂正を申請しなければならない． ・申請書は，変更事項を証明する書類を添え，住所地の都道府県知事を経由して厚生労働大臣に提出しなければならない．
登録の消除 （施行令第 4 条）	・申請書は，住所地の都道府県知事を経由して厚生労働大臣に提出しなければならない． ・臨床検査技師が死亡または失踪の宣告を受けたときは，戸籍法（昭和 22 年法律第 224 号）による死亡または失踪の届出義務者（同居の親族等）は，30 日以内に名簿の登録の消除を申請しなければならない．
免許証の書換交付 （施行令第 5 条）	・免許証の記載事項に変更が生じたときは，免許証の書換交付を申請することができる． ・申請書は，免許証を添え，住所地の都道府県知事を経由して厚生労働大臣に提出しなければならない．
免許証の再交付 （施行令第 6 条）	・免許証を破損，汚し，紛失した際には，免許証の再交付を申請することができる． ・申請書は，手数料の額に相当する収入印紙を貼り，住所地の都道府県知事を経由して厚生労働大臣に提出しなければならない． ・破損や汚れにより再交付を申請する場合には，申請書にその免許証を添えなければならない． ・免許証の再交付を受けた後，紛失した免許証を発見したときは，5 日以内に住所地の都道府県知事を経由して厚生労働大臣に返納しなければならない．
免許証の返納 （施行令第 7 条）	・名簿の登録の消除を申請するときは，住所地の都道府県知事を経由して免許証を厚生労働大臣に返納しなければならない． ・免許の取消処分を受けたときは，5 日以内に住所地の都道府県知事を経由して免許証を厚生労働大臣に返納しなければならない．

3　臨床検査技師名簿

（臨床検査技師名簿）
第 5 条　厚生労働省に臨床検査技師名簿を備え，免許に関する事項を登録
する．

　厚生労働省医政局医事課国家試験免許室には「臨床検査技師名簿」が備え付けられており，臨床検査技師の免許証が交付された者について，免許に関する事項（施行令第 2 条）（**表 3-4**）が登録される．
　また，施行令では，名簿の訂正（登録事項に変更が生じた場合：30 日以内に申請），登録の消除（死亡または失踪の宣告を受けた場合：30 日以内に申請），免許証の再交付などが規定されている．

4　登録および免許証の交付

（登録及び免許証の交付）
第 6 条　免許は，試験に合格した者の申請により，厚生労働大臣が臨床検査技師名簿に登録することによって行う．
2　厚生労働大臣は，免許を与えたときは，<u>臨床検査技師免許証</u>を交付する．

　臨床検査技師として業務を行うためには，国家試験合格後に免許申請を行い，

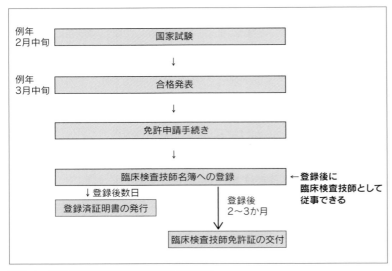

図3-1 臨床検査技師免許証取得までの流れ

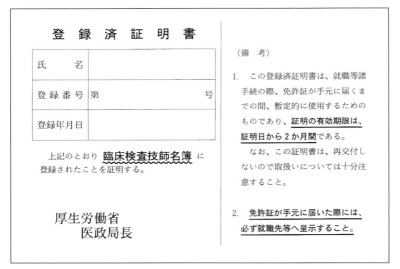

図3-2 登録済証明書（ハガキ）

厚生労働省で管理する臨床検査技師名簿に登録されることが必要である。名簿への登録が済むと、厚生労働大臣より免許証が交付される（**図3-1**）。

　免許証が発行され手元に届くまでに日数がかかるため、国家試験合格後は速やかに免許申請を行う必要がある。国家試験合格者には合格発表日に「合格通知書」（ハガキ）が送付される。登録申請書に必要事項を記入の上、戸籍抄本（戸籍謄本）・医師の診断書とともに住所地の都道府県（保健所など）に自らが登録申請する。登録申請後、登録済証明書（ハガキ）（**図3-2**）が後日、厚生労働省（都道府県）から送付される。免許証の発行には一定程度日数がかかるため、その間は登録済証明書（登録番号が記載されている）をもって、有資格者

免許証の登録申請および書換申請

免許登録申請時に必要な添付書類は、登録申請書（省令で定める様式）、戸籍謄本もしくは戸籍抄本または住民票の写し、医師の診断書などが必要である。
また、婚姻などにより本籍地である都道府県を移動した場合や氏名の変更など、名簿記載の内容について変更が生じた場合は、30日以内に関係書類を添えて、住所地の都道府県窓口（保健所など）を経由し、厚生労働大臣に申請する（書換申請）。
免許証の破損や汚した場合（現物を添付）や紛失した場合は改めて申請できる（再発行）。

として臨床検査技師業務に従事できる．郵送された登録済証明書は，都道府県窓口（保健所など）で，速やかに正式の免許証と交換する．

5　意見の聴取

（意見の聴取）
第7条　厚生労働大臣は，免許を申請した者について，第4条第1号に掲げる者に該当すると認め，同条の規定により免許を与えないこととするときは，あらかじめ，当該申請者にその旨を通知し，その求めがあつたときは，厚生労働大臣の指定する職員にその意見を聴取させなければならない．

　厚生労働大臣は，免許の申請者で法第4条第1号の欠格事由に該当し免許を与えないこととするときは，当該申請者にあらかじめ免許を与えない旨の通知をして，申請者から求めがあった場合には意見を聴取しなければならないと定めている．

　「障害者等に係る欠格事由の適正化等を図るための医師法等の一部を改正する法律の施行について」（平成13年7月13日医政発754号）において，厚生労働大臣は，免許の申請者が心身障害に係る相対的欠格事由に該当すると認め，免許を与えないとしようとするときは，あらかじめ申請者に対して，判断した理由を通知し，意見聴収する機会を設け，希望する者は30日以内に書面で申し立てをしなければならない．

　本条の厚生労働大臣が指定する職員とは，厚生労働省の担当者および厚生労働省において選任した非常勤の専門家であり，専門家とは，①当該資格に関する専門家，②当該申請者の有する障害に精通した専門家，③当該資格の養成，教育に係る専門家等で，これらのなかから指定される．

6　免許の取り消し，再免許

（免許の取消等）
第8条　臨床検査技師が第4条各号のいずれかに該当するに至つたときは，厚生労働大臣は，その免許を取り消し，又は期間を定めて臨床検査技師の名称の使用の停止を命ずることができる．
2　都道府県知事は，臨床検査技師について前項の処分が行われる必要があると認めるときは，その旨を厚生労働大臣に具申しなければならない．
3　第1項の規定による取消処分を受けた者であっても，その者がその取消しの理由となった事項に該当しなくなったとき，その他その後の事情により再び免許を与えるのが適当であると認められるに至つたときは，再免許を与えることができる．

　本条第1項において，欠格事由にあたるのは第4条各号で定める心身の障害などで，臨床検査技師の業務が適正に遂行できないと判断した場合は，厚生

労働大臣はその程度に応じて免許の取り消し，期間を定めて臨床検査技師の名称使用を停止することができるとしている．

本条第2項において，免許証の発行に際し都道府県に対して業務の一部を委任していることから，欠格事由に該当し免許の取り消しや名称の使用停止の処分が必要と認める場合，都道府県知事は厚生労働大臣に具申しなければならない．

本条第3項においては，取消処分を受けた者が処分の事由となった欠格事由に該当しなくなったときは，再び免許を与えてもよいと厚生労働大臣が認めれば，再免許を与えることができるとしている．たとえば，心身の障害で臨床検査技師の業務を適正に行えない者が，治療等により障害の程度が軽減され，再び業務を行うことができると判断された場合などである．

7　聴聞

（聴聞等の方法の特例）
第9条　前条第1項の規定による処分に係る行政手続法（平成5年法律第88号）第15条第1項又は第30条の通知は，聴聞の期日又は弁明を記載した書面の提出期限（口頭による弁明の機会の付与を行う場合には，その日時）の2週間前までにしなければならない．

「聴聞」とは権利保護の制度である．免許の取り消しや名称使用の停止など，本人にとって大きな不利益が生ずる場合は，一方的な処分を避け，公平を期すために本人に有利な事由があれば，行政手続法に基づき聴聞または弁明の機会を与えるとしている．聴聞または弁明の機会を与える場合は，聴聞の期日または弁明を記載した書面の提出期限の2週間前までに本人に通知することと規定している．

免許の取り消しや臨床検査技師の名称を使用することを禁ずることは，本人はもとより，世の中に与える影響が大きいことから，処分の公平を期すために権利保護のための聴聞の機会を設け，不利益とならないような手続きを定めたものである．

8　政令への委任

（政令への委任）
第10条　この章に規定するもののほか，免許の申請，臨床検査技師名簿の登録，訂正及び消除並びに臨床検査技師免許証の交付，書換交付，再交付，返納及び提出に関して必要な事項は，政令で定める．

法律に規定されている手続きについて，具体的手続き方法については政令（施行令第1条〜第7条）で定めるとしており，**表3-4**のように定められている．

表3-5　臨床検査技師国家試験の科目（施行規則第5条）

①医用工学概論（情報科学概論及び検査機器総論を含む.）
②公衆衛生学（関係法規を含む.）
③臨床検査医学総論（臨床医学総論及び医学概論を含む.）
④臨床検査総論（検査管理総論及び医動物学を含む.）
⑤病理組織細胞学
⑥臨床生理学
⑦臨床化学（放射性同位元素検査技術学を含む.）
⑧臨床血液学
⑨臨床微生物学
⑩臨床免疫学

Ⅲ 「第3章　試験」

1 臨床検査技師国家試験の目的

（試験の目的）
第11条　試験は，第2条に規定する検査に必要な知識及び技能（同条に規定する検査のための血液を採取する行為で政令で定めるもの（以下「採血」という.）及び同条に規定する検査のための検体（血液を除く.）を採取する行為で政令で定めるもの（第20条の2第1項第2号において「検体採取」という.）に必要な知識及び技能を含む. 以下同じ.）について行う.

　臨床検査技師の国家試験の科目や目的を規定しており，法第2条に規定する検体検査，生理学的検査，採血，検体採取に必要な知識および技能において試験を行うとされている.

　試験科目のうち，採血および検体採取の具体的業務は，施行令第8条および第8条の2で定められている（→ p.31～34参照）.

　国家試験は，施行規則第5条で規定されている10科目について出題される（**表3-5**）.

2 試験の実施

（試験の実施）
第12条　試験は，厚生労働大臣が毎年少くとも1回行う.

　臨床検査技師の国家試験の実施については，毎年「臨床検査技師国家試験の施行」として，試験実施日前年の9月頃に厚生労働省からあらかじめ官報で公告され，試験期日，試験地，試験科目，受験手続等が明記される.

　国家試験は毎年2月中旬頃に，全国9地区（北海道，宮城県，東京都，愛知県，大阪府，広島県，香川県，福岡県，沖縄県）において実施される. 昭和62年（1987年）までは年に2回実施されていたが，現在は年1回の実施である.

官報

わが国の機関紙であり，法律，政令，条約等の公布をはじめとして，国や特殊法人等の諸報告や資料を公表する「国の広報誌」である. 独立行政法人国立印刷局が発行しており，紙版については主要都市の政府刊行物販売所で購入できる. 「インターネット版官報」（https://kanpou.npb.go.jp/）でも検索可能.

3　試験委員

　国家試験の試験委員について規定している．試験委員の構成については施行令第9条で，臨床検査技師国家試験を行うにあたって必要な学識経験のある者のうち，委員は36名以内，任期は2年で，厚生労働大臣が任命することなどが定められている.

　試験委員の名簿は，「臨床検査技師国家試験の施行」と同時に公表されるが，委員の半数以上が医師である.

4　試験委員等の不正行為の禁止

　試験委員等の不正行為の禁止を定めたもので，試験委員のほか，国家試験に携わる厚生労働省の担当職員についても，秘密保持，不正防止を求める規定である.
　法第21条に，第14条の規定に違反して故意もしくは重大な過失により試験問題を漏らし，または故意に不正な採点をした者は，1年以下の懲役または50万円以下の罰金に処すると規定されている.

5　受験資格

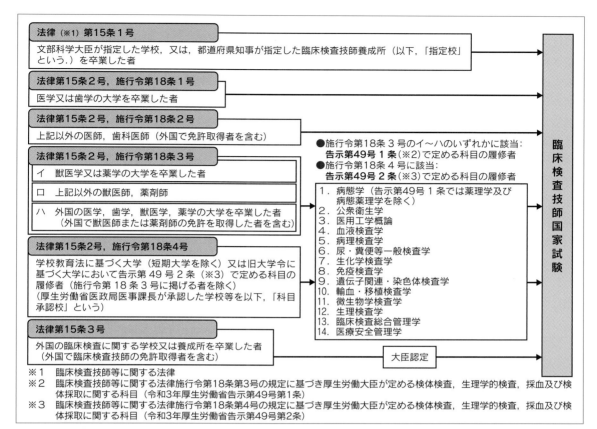

図3-3　臨床検査技師国家試験の受験資格（令和4年4月入学生から適用）

　臨床検査技師国家試験の受験資格を規定したものである（**図3-3**）．

　本条第1号は文部科学大臣または都道府県知事が指定する，いわゆる指定校で「臨床検査技師学校養成所指定規則」（昭和45年12月文・厚省令3）（以下「学校養成所指定規則」）第2条に，指定基準等が定められている．修業年限（3年以上），教育内容（科目名，履修単位数など）が明記され，さらに各教育内容を教授するのに適当な数の教員を有していることを要件としている．第2条4号に教員として6人以上は，医師，臨床検査技師またはこれと同等以上の学識経験を有する者である専任教員であること，同条5号に専任教員のうち少なくとも3人は，「臨床検査技師等に関する法律」第2条に規定する業務を5年以上業として行った臨床検査技師であることなどが規定されている．

> **臨床検査技師学校養成所指定規則等の改正**
>
> 2019年12月より「臨床検査技師学校養成所カリキュラム改善等検討会」が開催され，学校養成所指定規則の見直し，旧告示21号・22号の統合，臨地実習の在り方等が検討された．この報告書に基づいて，令和3年（2021年）3月31日に学校養成所指定規則が改正され，令和3年厚生労働省告示第49号，臨床検↗

本条第2号では，医学部等を卒業した者などのほか，厚生労働大臣が指定する科目承認校について規定されている．令和2年（2020年）12月に施行令が改正され，本条第2号，第3号に基づいた旧施行令第18条第3号に定める臨床検査技師国家試験の受験資格の見直しが行われた．旧施行令第18条第3号を新たに第3号と第4号に分けたうえで，第3号については「大学において獣医学又は薬学の正規の課程を修めて卒業した者等であって，大学又は臨床検査技師養成所において検体検査，生理学的検査，採血及び検体採取に関する14科目（令和3年厚生労働省告示第49号第1条）で厚生労働大臣の指定するものを修めたもの」，第4号については，「大学において，検体検査，生理学的検査，採血及び検体採取に関する14科目（同告示第49号第2条）で厚生労働大臣の指定するものを修めて卒業したもの」と改正された．現在承認されている臨床検査技師養成課程の4年制大学（保健衛生学科，保健学科，医療技術学科など）の多くが施行令第18条第4号に該当し，いわゆる科目承認校といわれており，厚生労働省が定める教育内容の審査基準のもと認可されている．

施行令改正後の受験資格は，令和4年（2022年）4月入学生から適用された．

6 受験者の不正行為の禁止

（不正行為の禁止）
第16条 試験に関して不正の行為があつた場合には，その不正行為に関係のある者について，その受験を停止させ，又はその試験を無効とすることができる．この場合においては，なお，その者について，期間を定めて試験を受けることを許さないことができる．

国家試験に関して，受験者に不正の行為があった場合の規定である．

本条で受験者に試験中，不正行為が認められた場合は，受験を停止させ，試験を無効にすることができる．また，不正があった者に対して，期間を定めて試験を受けることを許さないことができると規定されているが，具体的期間等の定めがされていないことから，事案ごとに個別に対応されることになる．

7 政令および省令への委任

（政令及び厚生労働省令への委任）
第17条 この章に規定するもののほか，第15条第1号の学校又は臨床検査技師養成所の指定に関して必要な事項は政令で，試験科目，受験手続，受験手数料その他試験に関して必要な事項は厚生労働省令で定める．

文部科学大臣が指定した学校または都道府県知事が指定した臨床検査技師養成所の「指定校」に関する事項は「臨床検査技師等に関する法律施行令」（昭和33年7月21日政令第226号）で定められている．施行令第10条（学校または養成所の指定），第11条（指定の申請）などが規定されている．指定

臨床検査技師学校養成所指定規則等の改正（つづき）

査技師養成所指導ガイドラインが新たに制定された．以前より問題視されていた臨地実習のバラツキについても，すべての学校養成所で臨地実習単位数が12単位となり，履修総単位数を102単位とし，教育内容についても均一化に向けた取り組みが進められることとなった．
新カリキュラムは2022年4月入学生から適用となったが，それ以前にすでに学校養成所で学修中の者については旧カリキュラムで教育が行われる．

令和3年厚生労働省告示第49号

旧施行令第18条第3号では，科目承認校について旧昭和62年厚生省告示第21号，22号において履修すべき「指定科目」を定めていた．告示第21号に厚生労働大臣が定める12科目，告示第22号に厚生労働大臣が定める生理学的検査，採血，検体採取に関する6科目の履修基準が規定されていたが，指定校と比べて教育内容や履修単位数が明確にされていないものもあり，問題が指摘されていた．令和3年（2021年）2月24日に新たに厚生労働省告示第49号が制定され，指定校ならびに科目承認校において，教育内容，履修単位数が統一化された．

された学校または養成所は，主務省令で定める「臨床検査技師学校養成所指定規則」（昭和45年12月文・厚省令3／改正令和3年3月文・厚省令2）の基準に定められた教育内容，履修単位数，教員の要件などに従い臨床検査技師の養成を行う．

　さらに，都道府県知事に指定された養成所は「臨床検査技師養成所指導ガイドライン」（令和3年3月31日医政発0331第85号）が適用され，教育内容と教育目標，教育上必要な機械機器，標本および模型，教員に関すること，臨地実習に関することなどが定められ，規定に従い臨床検査技師の育成を行う．

　国家試験受験に関することは，試験科目，受験手続，受験手数料，その他試験に関して必要な事項は「臨床検査技師等に関する法律施行規則」に規定され，施行規則第5条（試験科目），第6条（受験手続），第7条（受験手数料）などが定められている．

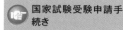
国家試験受験申請手続き

試験を受けようとするものは，受験願書（様式第5）に修業証明書または卒業証書（写し）もしくは卒業証明書，写真（出願前6か月以内），受験手数料などを添えて，厚生労働大臣に提出しなければならない．

Ⅳ 「第4章　業務等」

1　信用失墜行為の禁止

（信用失墜行為の禁止）
第18条　臨床検査技師は，臨床検査技師の信用を傷つけるような行為をしてはならない．

　信用失墜行為とは，不祥事などによりその職の社会的信用を傷つけ，職種全体の信頼を損なうものであり，医療人として行ってはならないものである．
　他の医療職の身分法には規定されていないが，臨床検査技師について本条を設けた理由は，医師の診療業務と関係が深いにもかかわらず業務独占（法第20条の2の解説を参照）がないからであるといわれている（第28回通常国会答弁；昭和33年）．

2　守秘義務

（秘密を守る義務）
第19条　臨床検査技師は，正当な理由がなく，その業務上取り扱ったことについて知り得た秘密を他に漏らしてはならない．臨床検査技師でなくなった後においても，同様とする．

　臨床検査技師が業務上知り得た秘密（個人情報など）を他に漏らすことを禁じており，これを**守秘義務**という．医療関係者は業務の性格上，患者の秘密を知る機会は多く，医師をはじめとするすべての医療関係者に守秘義務が課せられている．秘密の漏洩には，口頭はもちろんであるが，患者の記録や検査データが放置され部外者の目に触れないように注意する必要がある．
　特に臨床検査技師は，患者の診断，治療，予後の判定などに深くかかわる情

信用失墜行為

SNSは，コミュニケーションツールとして不特定多数の人に公開されることを前提としている．公開前提設定も可能であるが，閲覧可能なユーザーを通して拡散される可能性があり，悪意のない発信でも思わぬ誤解や被害を招くことがある．特に，業務上知り得た患者情報や医療機関内で発生したトラブルなど，個人が特定できないような事例であっても安易にネット上に公開することは医療従事者として厳に慎むべきである．たとえば，「今日，有名人（プロ選手，芸能人）を院内で見かけた．」「患者さんに暴言を吐かれた．」「手術で摘出された肺がん組織の画像」など，無意識に他人の個人情報を公開してはならない．思わぬトラブルの原因となる．

報と密接な関係で業務を行っている。法第19条で規定している個人情報の漏洩以外にも，たとえば，がん患者の摘出組織の画像や胎児の画像など，業務上知り得た情報を安易にSNSなどで外部へ漏洩することは，医療人として決してしてはならない。

条文上の「正当な理由」とは，たとえば感染情報（指定感染症の陽性）などは，医療機関内の限られた範囲のなかで情報共有することにより医療従事者の感染防止，院内感染の防止対策など，医療安全上から「正当な理由」と解釈される。

また，臨床検査技師を離職後も，在職中に知り得た秘密（個人情報など）は，漏らしてはならないと定めている。

本規定に違反した者の罰則は法第23条に定められている。なお，この違反は被害者が告訴しなければ，刑法上効力は生じない（親告罪）（→ p.46参照）。

医療従事者の守秘義務

守秘義務とは，正当な理由がなく業務上知り得た人の秘密を漏らしてはならないというもので，秘密とは他人に知られることが客観的にみて本人にとって不利益になると認められるものを意味する。医療従事者は，適切な医療を提供するためにさまざまな情報（病歴，病名，症状，検査所見，予後など）を取得する。医療従事者は，特に患者の秘密を守るべき使命をもっている。

3 名称独占

> （名称の使用禁止）
> **第20条** 臨床検査技師でない者は，臨床検査技師という名称又はこれに紛らわしい名称を使用してはならない。

法第2条では臨床検査技師の免許をもっている者は，臨床検査技師の名称を用いて，省令で定める「検体検査」および「生理学的検査」を実施できると定めている。

「検体検査」は，臨床検査技師の独占業務ではなく，業務制限がかかっていない行為のため無資格者が実施しても法的に何の問題もないが，現状では医療機関で無資格者が検体検査を行っているところはほとんどない。検査の質の保証のため，検査は臨床検査技師が行うべきであるし，医療法においては検体検査の精度の確保に係る責任者には臨床検査技師が含まれている（第4章参照）。本条では無資格者が「検体検査」を実施する場合に「臨床検査技師」という名称や紛らわしい名称を使用してはいけないと定めている。

「生理学的検査」は，法第20条の2（保健師助産師看護師法との関係）で説明するが，厚生労働省令に定める22項目は，業務制限として臨床検査技師にも認められた業務である。

※業務独占および名称独占

法第2条に規定された「検体検査」は，臨床検査技師免許の有資格者が行う業務（業務独占）とは規定されていない。法第20条は，「臨床検査技師でない者は，臨床検査技師という名称又はこれに紛らわしい名称を使用してはならない。」と規定し，その地位を保障するもの（名称独占）である。

医療の分業化と検査の高度化が進んだことを踏まえ，医師または看護師が担う医行為の一部について，専門的知識・技術を有する者について国家資格を付

与し，第20条の2で定められた行為を例外として，これらの医行為（診療の補助行為）を行うことを許容（業務制限）したものである．

　医師，看護師，薬剤師，診療放射線技師などには業務独占の行為が規定されている．医師は医師法第17条に規定された医行為（絶対的医行為），看護師は保助看法第5条に規定された診療上の世話，薬剤師は医師の処方に基づく調剤，診療放射線技師は放射線を用いた検査などが有資格者のみに認められた独占業務である（第4章参照）．

4　臨床検査技師が業とすることができる診療の補助

（保健師助産師看護師法との関係）

第20条の2　臨床検査技師は，保健師助産師看護師法（昭和23年法律第203号）第31条第1項及び第32条の規定にかかわらず，診療の補助として，次に掲げる行為（第1号，第2号及び第4号に掲げる行為にあつては，医師又は歯科医師の具体的な指示を受けて行うものに限る．）を行うことを業とすることができる．

一　採血を行うこと．
二　検体採取を行うこと．
三　第2条の厚生労働省令で定める生理学的検査を行うこと．
四　前3号に掲げる行為に関連する行為として厚生労働省令で定めるものを行うこと．

2　前項の規定は，第8条第1項の規定により臨床検査技師の名称の使用の停止を命ぜられている者については，適用しない．

1）保健師助産師看護師法との関係

　医行為は，医師法第17条に「医師でなければ，医業をなしてはならない．」とあり，また，保健師助産師看護師法（以下，「保助看法」）第5条に「看護師とは，傷病者若しくはじよく婦に対する療養上の世話又は診療の補助を行うことを業とする者をいう．」と規定されている．**医行為は医師だけに許された独占業務（絶対的医行為）**であるが，人体に直接危害を及ぼす恐れのない範囲の業務については，必ずしも医師が行わず，看護師が医師の個別的指示，個別具体的な指示により，医師に代わって法律で定められた医行為の業務を行うことが許されている．これが保助看法に規定された**診療の補助行為（相対的医行為）**である．さらに，2015年10月から特定看護師制度が開始され，特定行為として38行為が認められている．特定行為研修会を終了した看護師は，医師の包括的指示の下，あらかじめ作成された手順書に従い，一連の医行為を医師に代わって行うことができる．

　近年，国民の医療へのニーズの増大と多様化，チーム医療の推進による業務拡大などを踏まえ，看護師以外の医療従事者にも「診療の補助行為」の一部解除として，業務の拡大が進められている（**図3-4**）．

診療の補助行為
医事法制上，医行為（当該行為を行うにあたり，医師の医学的判断および技術をもってするのでなければ人体に危害を及ぼし，または危害を及ぼすおそれのある行為）について，自身の判断により実施することができるのは医師に限定されている．しかしながら，看護師も医学的判断および技術に関連する内容を含んだ専門教育を受け，一定の医学的な能力を有していることから，一定の医行為（診療の補助）については，その能力の範囲内で実施できるか否かに関する医師の医学的判断を前提として，看護師も実施することができると規定されている．

看護師特定行為
看護師特定行為は，診療の補助行為として認められたものではあるが，従来の補助行為とは異なり，患者の症状に合わせて，あらかじめ医師または歯科医師と看護師が作成した手順書に従い一連の医行為ができる．たとえば，Aさんに脱水症状が出たら点滴を実施するという指示があらかじめ出ていれば，特定看護師は病状を確認後，手順書に従い一連の医行為（病状の範囲内）を実施できる（ただし，病状の範囲外であれば医師の指示を仰ぐ）．
特定行為は，実践的な理解力，思考力および判断力が必要であり，特定行為研修を終了した看護師のみに認められている．

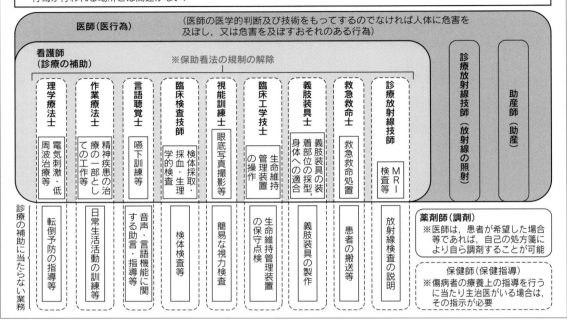

診療の補助について（歯科領域を除く）

○ 業務独占とされている職種は，医師，薬剤師，助産師，看護師及び診療放射線技師．
○ 診療放射線技師とその他の医療関係職種については，看護師の業務独占を一部解除する形で，診療の補助の一部を実施することができる．
○ 医師の指示の必要性の有無は医療関係職種の行う行為が診療の補助に該当するか否かによって決まることになり，当該行為が行われる場所とは関連がない．

医師（医行為）　（医師の医学的判断及び技術をもってするのでなければ人体に危害を及ぼし，又は危害を及ぼすおそれのある行為）

看護師（診療の補助）　※保助看法の規制の解除

理学療法士	作業療法士	言語聴覚士	臨床検査技師	視能訓練士	臨床工学技士	義肢装具士	救急救命士	診療放射線技師	診療放射線技師（放射線の照射）	助産師（助産）
電気刺激・低周波治療等	精神疾患の治療の一部としての工作等	嚥下訓練等	検血採取・生理学的検査	眼底写真撮影等	生命維持管理装置の操作	身体への適合，着，義肢装具の採型，装	救急救命処置	MRI検査等		
転倒予防の指導等	日常生活活動の訓練等	音声・言語機能に関する助言・指導等	検体検査等	簡易な視力検査	生命維持管理装置の保守点検	義肢装具の製作	患者の搬送等	放射線検査の説明		

診療の補助に当たらない業務

薬剤師（調剤）
※医師は，患者が希望した場合等であれば，自己の処方箋により自ら調剤することが可能

保健師（保健指導）
※傷病者の療養上の指導を行うに当たり主治医がいる場合は，その指示が必要

図3-4　診療の補助（歯科領域を除く）
厚生労働省：第2回医師の働き方改革を進めるためのタスク・シフト／シェアの推進に関する検討会（令和元年11月8日）参考資料2より．

表3-6　保助看法で定める診療の補助と業務独占

第5条　この法律において「看護師」とは，厚生労働大臣の免許を受けて，傷病者若しくはじよく婦に対する療養上の世話又は診療の補助を行うことを業とする者をいう．
第6条　この法律において「准看護師」とは，都道府県知事の免許を受けて，医師，歯科医師又は看護師の指示を受けて，前条に規定することを行うことを業とする者をいう．
第31条　看護師でない者は，第5条に規定する業をしてはならない．ただし，医師法又は歯科医師法（昭和23年法律第202号）の規定に基づいて行う場合は，この限りでない．
2　保健師及び助産師は，前項の規定にかかわらず，第5条に規定する業を行うことができる．
第32条　准看護師でない者は，第6条に規定する業をしてはならない．ただし，医師法又は歯科医師法の規定に基づいて行う場合は，この限りでない．
第37条　保健師，助産師，看護師又は准看護師は，主治の医師又は歯科医師の指示があつた場合を除くほか，診療機械を使用し，医薬品を授与し，医薬品について指示をしその他医師又は歯科医師が行うのでなければ衛生上危害を生ずるおそれのある行為をしてはならない．（以下略）

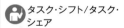
タスク・シフト/タスク・シェア

病院勤務医の時間外労働時間短縮（勤務環境の改善）のため，令和元（2019）年10月より「医師の働き方改革を進めるためのタスク・シフト／シェアの推進に関する検討会」において，医療従事者の合意形成のもとで業務の移管（タスク・シフト）や共同化（タスク・シェア）が検討され，臨床検査技師業務において，法令改正により10行為が追加され，現行制度下で実施可能な業務14行為が示された（→p.36〜37参照）．

　臨床検査技師およびその他の医療関係職種については，看護師の業務独占［保助看法（**表3-6**）の第31条第1項および第32条で規定された診療の補助行為］を一部解除する形で，診療の補助の一部を実施することができるようになった．臨床検査技師は本条で「保助看法の第31条第1項及び第32条の規定にかかわらず」として，看護師の業務独占の一部解除をしている．また，診療放射線

技師は MRI 検査，臨床工学技士は生命維持管理装置の操作，言語聴覚士は嚥下訓練などが実施でき，1 つの補助行為について，複数の医療関連職種が実施可能な業務がある．

2）臨床検査技師が業とすることができる診療の補助

　本条により，臨床検査技師は，診療の補助として，**採血・検体採取**および**法第 20 条の 2 第 1 項第 4 号の厚生労働省令で定める行為（医師・歯科医師の具体的な指示を受けて行うものに限る）**（→ p.35）と，**法第 2 条の厚生労働省令で定める生理学的検査**を行うことを業とすることができる．これらは，医療機関はもとより，医師・歯科医師の往診先への同行とみなされる在宅，学校の保健室での健康診断，事業所などの健康診断などで，医師・歯科医師の指示や具体的な指示に基づき診療の補助業務として行うことができる．医療提供施設ではない衛生検査所などで，これらの行為を業として行った場合は，医師法第 17 条（医行為の禁止）に違反することになる．

　診療の補助としての採血および検体採取は，法第 11 条により**検査を目的としたもののみに限定**され，法第 20 条の 2 により看護師（准看護師を含む）および臨床検査技師が**医師または歯科医師の具体的な指示を受けて行うものに限る**と定められている．

　また，これらの行為は，臨床検査技師の名称の使用を停止されている者は行うことができない．

3）採血
（1）臨床検査技師が行えるようになった経緯
　「衛生検査技師法の一部を改正する法律等の施行について」（昭和 45 年厚生省発医第 212 号）において，臨床検査技師の資格について定め，保助看法の規定にかかわらず，診療の補助として採血と生理学的検査を行うことを業とすることができるものとされた．

　厚生省医務局医事課長通知（昭和 45 年医事第 201 号：付録 p.149）によると，臨床検査技師の業務として，診療の補助として医師・歯科医師の具体的な指示を受けて行う採血が認められた理由として，血液を検体とする検査において特に高い精度と迅速な処理が要求されるため，**臨床検査技師が採血から検査実施までを一貫して行う必要がある場合**に備えたものであるとしている．

　また，あくまでも診療の補助として検査を目的としたものに限定した採血を業とすると規定され，**採血行為それ自体は臨床検査技師の本来の業務ではない**としている．

（2）臨床検査技師が業とすることができる採血の目的・条件など（表3-7）
①目的
　厚生省医務局長通知（昭和 45 年医発第 1416 号：付録 p.147）では，採血の目的，採血を行う場所，採血量について留意点が示されている．臨床検査技

 診療の補助行為としての採血業務

採血された血液は，検査項目により採取方法（部位，抗凝固剤など）や保管方法により検査値に影響を与える場合がある．たとえば，抗凝固剤を用いて採血する検査項目で，EDTA-2K，EDTA-2Na，クエン酸Naなど抗凝固剤の選択を間違えると検査不能となる．また，採血後速やかに氷冷が必要な検査項目などがある．したがって，検体検査を本来業務とする臨床検査技師が，採血から測定まで一貫して実施することで，より精度の保証された検査結果を臨床に提供することができるとし，昭和45年（1970年）12月の法改正により，診療の補助行為の一部解除として「医師又は歯科医師の具体的な指示」により，検体検査を目的とした採血が認められた．

表3-7 臨床検査技師が業として行える採血

目的	検査の高い精度と迅速な処理のため，医師または歯科医師の具体的な指示の下，検査のための血液を採取する
場所	原則として，病院・診療所等の医業の行われる場所に限られる
採血部位 （施行令 第8条）	①耳朶の毛細血管 ②指頭の毛細血管 ③足蹠の毛細血管 ④肘静脈 ⑤手背の表在静脈 ⑥足背の表在静脈 ⑦その他の四肢の表在静脈
採血量	原則として，1回あたり20mL以内

師が行う採血は**検査目的に限定**されるとともに，採血は医行為であるから**医師または歯科医師の個別的・具体的な指示**（採血条件，採血部位，採血量など）の下においてのみ認められるとしている．

②採血を行う場所

　原則として，病院・診療所等の**医業の行われる場所**に限られる．

③採血量

　原則として，**1回あたり20mL以内**とされるが，医師が検査上必要であり，採血によって患者の体調等に問題が生じないと医師が判断すれば，臨床検査技師が20mL以上採血することは可能である．

④採血部位

　①耳朶の毛細血管，②指頭の毛細血管，③足蹠の毛細血管，④肘静脈，⑤手背の表在静脈，⑥足背の表在静脈，⑦その他の四肢の表在静脈が認められている．

4）検体採取

（1）臨床検査技師が行えるようになった経緯

　主に微生物学的検査の精度向上と迅速な処理のため，検体採取から検査結果の判定までを一貫して行えるよう，医療介護総合確保推進法「地域における医療及び介護の総合的な確保を推進するための関係法律の整備等に関する法律」（平成26年法律第83号）により，医療法，本法および施行令の一部が改正された．医師・歯科医師の具体的な指示を受けて，臨床検査技師が診療の補助として行うことのできる検体採取について5つの行為，①鼻腔拭い液，鼻腔吸引液，咽頭拭い液その他これらに類するものを採取する行為，②表在・体表・口腔の粘膜を採取する行為（生検のためにこれらを採取する行為を除く），③皮膚・体表・口腔の粘膜の病変部位の膿を採取する行為，④鱗屑，痂皮その他の体表の付着物を採取する行為，⑤綿棒を用いて肛門から糞便を採取する行為が定められ，平成27年（2015年）4月1日に施行された．

　改正法施行前に臨床検査技師免許を取得した者が検体採取を行おうとするときは，あらかじめ厚生労働大臣が指定する研修を受けなければならないとされ

 検体採取等に関する厚生労働省指定講習会

平成27年（2015年）4月以前に入学し臨床検査技師の免許を取得したものは，厚生労働省指定講習会（日臨技主催）を受講しなければ，検体採取の業務を行うことができない．「検体採取等に関する厚生労働省指定講習会（日臨技主催）」は，平成27年（2015年）1月から全国9ブロック（地方厚生局及び支局所在地）において開催され，5年間で，延べ6万人が受講した．

表3-8　臨床検査技師が業として行える検体採取

目的	検査の高い精度と迅速な処理のため，医師または歯科医師の具体的な指示の下，検査のための検体を採取する
場所	原則として，病院・診療所等の医業の行われる場所に限られる
検体採取 （部位） （施行令 第 8 条 の2）	①鼻腔拭い液，鼻腔吸引液，咽頭拭い液その他これらに類するものを採取する行為 ②医療用吸引器を用いて鼻腔，口腔又は気管カニューレから喀痰を採取する行為 ③表皮並びに体表及び口腔の粘膜を採取する行為（生検のためにこれらを採取する行為を除く.） ④皮膚並びに体表及び口腔の粘膜の病変部位の膿を採取する行為 ⑤鱗屑，痂皮その他の体表の付着物を採取する行為 ⑥綿棒を用いて肛門から糞便を採取する行為 ⑦内視鏡用生検鉗子を用いて消化管の病変部位の組織の一部を採取する行為

ている（平成27年厚生労働省告示第49号）．医療介護総合確保推進法附則第32条第1項に基づき厚生労働大臣が指定する研修は，法第11条に規定する検体採取に必要な知識・技能を習得するための研修であって，一般社団法人日本臨床衛生検査技師会（日臨技）が実施するものとするとされた．

　法改正に伴い平成27年（2015年）1月に臨床検査技師学校養成所指定規則が改正され，法第15条第1号の規定に基づく学校・養成所の指定を受けるための教育内容の基準について，「人体の構造と機能」の単位数を「7単位」から「8単位」に改めるとともに，新たな教育内容として「医療安全管理学」の「1単位」が追加された．したがって，平成28年（2016年）度以降の入学者から，教育カリキュラムが総単位数93単位から検体採取の教育内容として2単位が追加され，総単位数95単位の教育内容となり（令和3年学校養成所指定規則では総単位数は102単位），学内で履修していることから，本講習会の受講が免除された．

　令和3年（2021年）5月「良質かつ適切な医療を効率的に提供する体制の確保を推進するための医療法等の一部を改正する法律」（以下，「改正法」と略す）（令和3年法律第49号）が公布され，施行令第8条の2で定める臨床検査技師が実施可能な検体採取として，①医療用吸引器を用いて鼻腔，口腔又は気管カニューレから喀痰を採取する行為，②内視鏡用生検鉗子を用いて消化管の病変部位の組織の一部を採取する行為が追加され，令和3年（2021年）10月1日に施行された．

(2) 臨床検査技師が業とすることができる検体採取の目的・条件など（表3-8）

①目的

　検査の高い精度と迅速な処理のため，**医師または歯科医師の具体的な指示の下，検査のための検体**を採取する．

②検体採取を行う場所

　原則として，病院・診療所等の**医業の行われる場所**に限られる．

③検体採取部位

　①鼻腔拭い液，鼻腔吸引液，咽頭拭い液その他これらに類するものを採取する行為，②医療用吸引器を用いて鼻腔，口腔又は気管カニューレから喀痰を採

良質かつ適切な医療を効率的に提供する体制の確保を推進するための医療法等の一部を改正する法律（令和3年法律第49号）

令和3年（2021年）5月28日公布
医師の働き方改革，各医療関係職種の専門性の活用，地域の実情に応じた医療提供体制の確保を進めるため，医師の時間外労働時間の上限規制，医療関係職種（臨床検査技師，診療放射線技師，臨床工学技士，救急救命士）の業務範囲の見直し，医師の養成課程の見直しなどが行われ，関連法令が順次改正されている.

取する行為, ③表在・体表・口腔の粘膜を採取する行為（生検のためにこれら
を採取する行為を除く）, ④皮膚・体表・口腔の粘膜の病変部位の膿を採取す
る行為, ⑤鱗屑, 痂皮その他の体表の付着物を採取する行為, ⑥綿棒を用いて
肛門から糞便を採取する行為, ⑦内視鏡用生検鉗子を用いて消化管の病変部位
の組織の一部を採取する行為が認められている.

5）生理学的検査

（1）臨床検査技師が行えるようになった経緯

　疾病の診断や治療のための検査に生理学的検査が重要視され,「衛生検査技
師法の一部を改正する法律等の施行について」(昭和45年厚生省発医第212号)
において, 診療の補助として, 採血とともに生理学的検査を行うことを業とす
ることができるとされた.

　生理学的検査は, 昭和45年（1970年）12月の法改正で, ①心電図検査,
②心音図検査, ③脳波検査, ④筋電図検査, ⑤基礎代謝検査, ⑥呼吸機能検査,
⑦脈波検査, ⑧熱画像検査が承認された. その後, 平成5年(1993年)4月
に⑨眼振電図検査, ⑩重心動揺計検査, ⑪超音波検査, ⑫磁気共鳴画像検査,
⑬眼底写真検査, 平成5年9月に⑭毛細血管抵抗検査, ⑮経皮的血液ガス分
圧検査, 平成10年（1998年）11月に⑯聴力検査, 平成27年(2015年)4
月に⑰基準嗅覚検査及び静脈性嗅覚検査, ⑱電気味覚検査及びろ紙ディスク法
による味覚定量検査が, 厚生労働省令（施行規則）の改正により認められた.
さらに, 令和3年（2021年）7月の厚生労働省令改正で, ⑲運動誘発電位検査,
⑳体性感覚誘発電位検査, ㉑持続皮下グルコース検査, ㉒直腸肛門機能検査の
4項目が追加され, 現在は**表3-3**の22項目となっている.

（2）臨床検査技師が業とすることができる生理学的検査の目的・条件など

①目的

　生理学的検査は, 人体それ自体を検体とするものであるから, 医行為の範疇
に属するものとされ, **臨床検査技師が行う場合は診療の補助として行う場合に
限られる.**

②生理学的検査を行う場所

　原則として, 病院・診療所等の**医業の行われる場所**に限られる.

③生理学的検査の種類

　施行規則で定められた**表3-3の22項目に限定**される. 医学上生理学的検
査に属するものであっても, これらに該当しないものについては, 臨床検査技
師が業として行ってはならないとされている.

④条件付きの生理学的検査項目

　施行規則第1条の2では, **心電図検査**（体表誘導に限る）, **脳波検査**（頭皮
誘導に限る), **筋電図検査**（針電極による場合の穿刺を除く), **呼吸機能検査**（マ
ウスピースおよびノーズクリップ以外の装着器具によるものを除く）, **眼振電
図検査**（冷水もしくは温水, 電気または圧迫による刺激を加えて行うものを除

く），**眼底写真検査**（散瞳薬を投与して行うものを除く），**聴力検査**（気導により行われる定性的な検査であってイ〜ニに掲げる周波数および聴力レベルによるものを除いたものに限る），**基準嗅覚検査および静脈性嗅覚検査**（静脈に注射する行為を除く）には，括弧内に限定または除外項目が設定されている.

　また，日臨技から厚生労働省（旧・厚生省）への疑義照会では，下記の項目について臨床検査技師の業務範囲に含まれるとされた.

　脳波検査の針電極の使用：頭皮誘導検査は皿電極だけでなく針電極も含まれるので使用できる（昭和47年医事第126号：付録p.165）.

　心電図等の負荷試験：運動や光などによる心電図，脳波などの負荷試験は臨床検査技師の業務範囲に含まれ，この場合は医師の個別的，具体的な指示を受けて行う（昭和53年医事第15号：付録p.165）.

　医師の助手的業務：内視鏡検査の際の機械走査の助手のように，医師の直接の指示の下に検査に伴う補助的行為を行うことは差し支えない（昭和53年医事第15号：付録p.165）.

　聴力関連検査の業務範囲：自覚的聴力検査，他覚的聴力検査，行動観察による聴力検査が含まれる（平成30年医政医発1220第1号：付録p.167）.

6）法第20条の2第1項第4号の厚生労働省令で定める行為

（1）臨床検査技師が行えるようになった経緯

　令和3年（2021年）5月の改正法（令和3年法律第49号）により，法第20条の2第1項が改正され，第1〜3号に掲げる行為に関連する行為として，施行規則に第10条の2が新設され，次の4項目が追加された.

① 法第11条に規定する採血（以下「採血」）を行う際に静脈路を確保し，当該静脈路に接続されたチューブにヘパリン加生理食塩水を充填する行為【施行規則　第10条の2第1号】

② 採血を行うに際し静脈路を確保し，当該静脈路に点滴装置を接続する行為（電解質輸液の点滴を実施するものに限る.）【施行規則　第10条の2第2号】

③ 採血を行うに際し静脈路を確保し，当該静脈路に血液成分採血装置を接続する行為，当該血液成分採血装置を操作する行為並びに当該血液成分採血装置を操作が終了した後に抜針及び止血を行う行為【施行規則　第10条の2第3号】

④ 超音波検査のために静脈路に造影剤注入装置を接続する行為，造影剤を投与するために当該造影剤注入装置を操作する行為並びに当該造影剤の投与が終了した後に抜針及び止血を行う行為【施行規則　第10条の2第4号】

（2）注意点

　臨床検査技師が施行規則第10条の2第1〜4号の行為を行う場合は，**医師または歯科医師の具体的な指示の下**に行う必要がある.

聴力関連検査の業務範囲

聴力検査の業務範囲について，厚労省医政局医事課への疑義照会では，現行法により，自覚的聴力検査（自記オージオメーター，標準語音，後迷走機能，中耳・内耳機能検査など）および他覚的聴力検査（鼓膜音響インピーダンス，チンパノメトリー，耳小骨筋反射，遊戯聴力，耳音響反射検査など）は，臨床検査技師の業務範囲であるとされた.

表3-9　令和3年の法令改正（2021年10月1日施行）により臨床検査技師が実施可能となった10行為

検体採取 【施行令　第8条の2】	①医療用吸引器を用いて鼻腔，口腔又は気管カニューレから喀痰を採取する行為【第2号】
	②内視鏡用生検鉗子を用いて消化管の病変部位の組織の一部を採取する行為【第7号】
生理学的検査 【施行規則　第1条の2】	③運動誘発電位検査【第5号】
	④体性感覚誘発電位検査【第6号】
	⑤持続皮下グルコース検査【第13号】
	⑥直腸肛門機能検査【第22号】
採血，検体採取又は生理学的検査に関連する行為として厚生労働省で定めるもの 【施行規則　第10条の2】	⑦採血を行う際に静脈路を確保し，当該静脈路に接続されたチューブにヘパリン加生理食塩水を充填する行為【第1号】
	⑧採血を行う際に静脈路を確保し，当該静脈路に点滴装置を接続する行為（電解質輸液の点滴を実施するためのものに限る.）【第2号】
	⑨採血を行う際に静脈路を確保し，当該静脈路に血液成分採血装置を接続する行為，当該血液成分採血装置を操作する行為並びに当該血液成分採血装置の操作が終了した後に抜針及び止血を行う行為【第3号】
	⑩超音波検査のために静脈路に造影剤注入装置を接続する行為，造影剤を投与するために当該造影剤注入装置を操作する行為並びに当該造影剤の投与が終了した後に抜針及び止血を行う行為【第4号】 （注：静脈路に造影剤注入装置を接続するために静脈路を確保する行為についても，「静脈路に造影剤注入装置を接続する行為」に含まれる.造影剤を注入する際の静脈路確保は，採血を伴わなくても実施できるという判断をしている.）

　また，第4号の行為を行う場合は，アナフィラキシーショック等が生じた場合には**医師または歯科医師が適切に対応できる体制の下で行う**など，**安全性の確保を十分に図る**ものとする（令和3年7月9日付医政局長通知：医政発第7号：付録 p.158）．

※令和3年の法令改正（2021年10月1日施行）により新たに業務範囲に追加された10行為に関する研修

　令和3年5月の改正法（令和3年法律第49号）の成立に伴い臨床検査技師に業務として追加された10行為（**表3-9**）については，改正法附則第14条および改正臨検法施行令附則第2項（令和3年政令第202号）により，令和6年（2024年）4月1日前に臨床検査技師の免許を受けた者および同日前に臨床検査技師国家試験に合格した者であって同日以降に臨床検査技師の免許を受けた者は，新たに業務範囲に追加された行為を行おうとするときは，あらかじめ，厚生労働大臣が指定する研修を受けなければならない．また，令和3年度までに臨床検査技師養成課程の履修を開始し，令和6年度の臨床検査技師国家試験を受験する者は，受験の出願をするにあたり，あらかじめ，厚生労働大臣が指定する研修を受けなければならない．つまり，2022年4月入学者から適用される新教育カリキュラムを受けていない者は，この研修への参加が必須となる．

表3-10　現行制度下（2021年9月30日以前）で臨床検査技師が実施可能な業務14行為

①心臓・血管カテーテル検査，治療における直接侵襲を伴わない検査装置の操作
②負荷心電図検査等における生体情報モニターの血圧や酸素飽和度などの確認
③持続陽圧呼吸療法導入の際の陽圧の適正域の測定
④生理学的検査を実施する際の口腔内からの喀痰等の吸引
⑤検査にかかる薬剤を準備して，患者に服用してもらう行為
⑥病棟・外来における採血業務
⑦血液製剤の洗浄・分割，血液細胞（幹細胞等）・胚細胞に関する操作
⑧輸血に関する定型的な事項や補足的な説明と同意書の受領
⑨救急救命処置の場における補助行為の実施
⑩細胞診や超音波検査等の検査所見の記載
⑪生検材料標本，特殊染色標本，免疫染色標本等の所見の報告書の作成
⑫病理診断における手術検体等の切り出し
⑬画像解析システムの操作等
⑭病理解剖※

※病理解剖：病理解剖を行う場合は，死体解剖保存法（昭和24年法律第204号）に基づき，解剖しようとする地の保健所長の許可を受けて，病理解剖を行うことは可能である．医師・歯科医師・臨床検査技師等が同法に基づく死体解剖資格の認定を厚生労働大臣より受けている場合は保健所長の許可を受けることなく可能である．ただし，臨床検査技師の主たる業務は病理解剖の介助であり，標本の所見を客観的に記述することは可能であるが，当該所見に基づく死亡の原因についての判断については，医師が行う必要がある．

　厚生労働省告示第274号および告示第276号（令和3年7月9日）により，この厚生労働大臣が指定する研修については，日臨技が実施する研修と定められた．

　なお，新たに追加された行為を臨床検査技師が実際の患者に対して行う場合は，個々の患者の状態等も踏まえた対応が必要となることから，各医療機関においては，個々の臨床検査技師の能力や経験を踏まえ，必要な教育を行うとともに，医師による適切な指導監督下で行わせるなど，安全の確保を十分に図るものとするとされた（令和3年7月9日付医政局長通知：医政発第7号：付録 p.158）．

※現行制度下（2021年9月30日以前）で実施可能な14行為

　令和元年〜2年（2019〜2020年）に開催された「医師の働き方改革を進めるためのタスク・シフト／シェアの推進に関する検討会」において，「現行制度下で実施可能な業務」「現行制度では明確に示されていない業務」について検討され，業務内容を整理したうえで，「現行制度の下で実施可能な範囲におけるタスク・シフト／シェアの推進について」（令和3年9月30日付医政局長通知：医政発第16号：付録 p.158）が発出された．検討会における議論を踏まえ，現行制度下で医師から他の医療関係職種へのタスク・シフト（業務の移管）／タスク・シェア（業務の共同化）が可能な業務の具体例や推進に当たっての留意点などが示された．

　臨床検査技師へのタスク・シフト／シェアが可能な業務の具体例として示された業務内容は**表3-10**の14行為である．

5　権限の委任

> **（権限の委任）**
> **第20条の2の2**　この法律に規定する厚生労働大臣の権限は，厚生労働省令で定めるところにより，地方厚生局長に委任することができる．
> **2**　前項の規定により地方厚生局長に委任された権限は，厚生労働省令で定めるところにより，地方厚生支局長に委任することができる．

　厚生労働大臣の業務を厚生労働省令で定めるところにより，地方厚生局に委任する規定である．厚生労働省組織令（平成12年政令第252号）第152条に定める，北海道厚生局，東北厚生局，関東信越厚生局，東海北陸厚生局，近畿厚生局，中国四国厚生局，九州厚生局の7つの地方厚生局に委任されている．
　また，第2項において，地方厚生局長に委任された権限は厚生労働省令で定めるところにより，地方厚生支局長に委任することができるとされており，これは，たとえば中国四国厚生局長から四国厚生支局長に権限を委任することを想定した規定である．

Ⅴ　「第5章　衛生検査所」

1　医療法における衛生検査所の規定

　医療法第15条の3，医療法施行令第4条の7で，病院・診療所・助産所の管理者が外部委託できる業務を定めている．法第2条に規定する「検体検査」も外部委託できる業務であるが，外部委託する場合は医療法第15条の3第1項で「病院，診療所又は助産所の管理者は，検体検査の業務を委託しようとするときは，次に掲げる者に委託しなければならない．」と定めている（→p.57）．
　多くの医療機関では，院内に設備を備え検体検査を実施しているが，一部特殊な検査項目などは衛生検査所（検査センター）に外部委託している．しかし，1980年代頃から，病院経営上での経費削減を理由に「ブランチラボ」形式による検体検査部門運営を導入する医療機関がある．一方，一般診療所などは検査設備がなく，検体検査のすべてを外部委託している場合が多いが，最近では特殊外来を有する診療所などは検体検査の一部を院内で検査する施設も増えている．

※衛生検査所指導要領（抜粋）
　臨床検査技師等に関する法律に規定されている「第5章　衛生検査所」の他に，衛生検査所の監督，指導のための「衛生検査所指導要領」（平成30年10月30日）が発出され，「指導監督体制に関する事項」，「実地調査及び立入検査に関する事項」，「立入検査時の確認事項」など，信頼に足る精度の検査結果を医療機関等に保証するため，衛生検査所指導要領が定められている．
　1）指導監督体制に関する事項（本指導要領第1章第3節）
　　都道府県知事は，精度管理専門委員を委嘱する場合には，精度管理に関

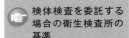

検体検査を委託する場合の衛生検査所の基準

医療法第15条の3にて規定されている．「第4章-Ⅰ医療法」を参照すること．

医療機関が外部委託できる業務

医療機関は検体検査以外に，7業務を外部へ委託できることが医療法施行令第4条の7に規定されている．「第4章-Ⅰ医療法」を参照すること．

ブランチラボ

医療機関の管理者が衛生検査所との間で業務委託契約を結び，病院の検査室内に衛生検査所が人員を派遣し，検査機器，試薬など検査に必要な設備を整え，病院内の検体検査を担う業務体系のことである．主に血液検査など（生化学・免疫・血液・尿糞便）が対象

して相当の学識経験を有する者に委嘱すること，および精度管理専門委員の業務内容について定めている．

2）実地調査および立入検査に関する事項（本指導要領第2章第1節）

都道府県知事は，衛生検査所の登録の申請，検査業務の内容に係る登録の変更または再開の届出があったときは，単に書面による審査にとどまることなく，必ず，実地調査により申請事項または届出事項に係る事実の有無を確認したうえで登録等の手続を行われたいこと．衛生検査所の構造設備等の登録基準が持続して満たされるよう2年に1回以上立入検査等を行い，積極的に指導すること．

3）立入検査時の確認事項（本指導要領第2章第3節）

第1項で登録基準について登録基準が維持されているかの確認，第2項で精度管理の実施状況（内部精度管理，外部精度管理）について，などの指導要領が定められている．

2　衛生検査所の登録

（登録）

第20条の3　衛生検査所（検体検査を業として行う場所（病院，診療所，助産所又は厚生労働大臣が定める施設内の場所を除く．）をいう．以下同じ．）を開設しようとする者は，その衛生検査所について，厚生労働省令で定めるところにより，その衛生検査所の所在地の都道府県知事（その所在地が保健所を設置する市又は特別区の区域にある場合においては，市長又は区長，以下この章において同じ．）の登録を受けなければならない．

2　都道府県知事は，前項の登録（以下「登録」という．）の申請があつた場合において，その申請に係る衛生検査所の構造設備，管理組織，検体検査の精度の確保の方法その他の事項が検体検査の業務を適正に行うために必要な厚生労働省令で定める基準に適合しないと認めるとき，又はその申請者が第20条の7の規定により登録を取り消され，取消しの日から2年を経過していないものであるときは，登録をしてはならない．

3　登録は，次の各号に掲げる事項について行うものとする．

一　申請者の氏名及び住所（法人にあっては，その名称及び主たる事務所の所在地）

二　衛生検査所の名称及び所在地

三　検体検査の業務の内容

衛生検査所（通称：検査センター）とは，法第2条に定める「検体検査」を医療機関から依頼（受託契約）を受けて業として行う場所である．ただし，病院・診療所・助産所または厚生労働大臣が定める施設内の場所を除くと定義されている．

本条第1項は，衛生検査所を開設しようとする者は，都道府県知事等の登

ブランチラボ（つづき）

↗で，病理，微生物などの分野は委託業務から外れている場合もある．

したがって，委託契約が結ばれた業務を担うスタッフは，病院の職員ではない．また，派遣された衛生検査所のスタッフは，労働者派遣法第4条（施行令第2条の4）により，臨床検査技師の有資格者であっても法第20条の2の診療の補助行為を行うことはできない．

衛生検査所の業務範囲

衛生検査所とは，人体から排出され，または採取された検体について，微生物学的検査，免疫学的検査，血液学的検査，病理学的検査，生化学的検査，尿・糞便等一般検査および遺伝子関連・染色体検査を行うことを業とする場所をいうものであって，水，空気，食品等，人体と直接かかわりのない検体についてのみ検査を行うことを業とする場所は，衛生検査所には該当しない．

衛生検査所の登録から除外される施設

法第20条の3第1項の規定に基づき，厚生労働大臣が定める施設とは下記のものを示す（厚生省告示第17号：昭和56年3月2日）．

1）保健所
2）検疫所
3）犯罪鑑識施設

1）～3）の施設は，衛生検査所登録をしなくても検体検査の業務を行うことができる．

表3-11　衛生検査所の登録に申請書とともに必要な書類（施行規則第11条）

①衛生検査所の図面
②検査業務の管理者の同意書（開設者が自ら管理を行う場合を除く）および履歴書
③医師以外が管理者の場合は，衛生検査所の検査業務を指導監督する医師の同意書および当該管理者の
　就任に関する当該医師の承諾書
④精度管理責任者の同意書および履歴書
⑤遺伝子関連・染色体検査の精度の確保に係る責任者の同意書および履歴書
⑥施行規則第12条第13号に掲げる検査案内書
⑦施行規則第12条第14号に掲げる標準作業書
⑧施行規則第12条第15号に掲げる作業日誌
⑨施行規則第12条第16号に掲げる台帳
⑩施行規則第12条第17号に掲げる組織運営規程
⑪営業所に関する書類

表3-12　衛生検査所の登録基準（施行規則第12条第1項）（別表第1〜第5は本書では省略）

①電気冷蔵庫，電気冷凍庫，遠心器のほか，別表第1に示したように，各検査の内容に応じ検査用機械器具を有すること.
②別表第2に示したように，区分に応じ同表に掲げる面積以上の検査室を有すること. ただし，血清分離のみを行う衛生検査所は
　10m^2 以上の面積の検査室を有すること.
③検査室は検査室以外の場所から区別され，十分な照明および換気がされるものであること.
④微生物学的検査をする検査室は，専用とし，かつ，他の検査室とも明確に区別されていること.
⑤検体検査用放射性同位元素を備える衛生検査所は，厚生労働大臣が定める基準に適合する検体検査用放射性同位元素の使用室，
　貯蔵施設，運搬容器および廃棄施設（廃棄については外部に委託することができる：施行規則第12条の1の1）の構造設備を
　有すること. その衛生検査所の管理に関して厚生労働大臣が定める基準に適合するために必要な措置を講じていること.
⑥防じん，防虫のための設備を有すること.
⑦廃水および廃棄物の処理に要する設備，器具を備えていること.
⑧検査業務従事者の消毒のための設備を有すること.
⑨管理者として検査業務に関し相当の経験を有する医師か臨床検査技師が置かれていること（検体検査用放射性同位元素を備える
　衛生検査所は，管理者として当該衛生検査所における検査業務の管理に関し必要な知識および技能を有する臨床検査技師として
　厚生労働大臣が別に定める者に限る）. かつ，衛生検査所の検査業務の指導監督医が選任されていること.
⑩別表第4に示したように，区分に応じ同表に掲げる人数以上の医師か臨床検査技師が置かれていること. ただし，血清分離のみ
　を行う衛生検査所は，1人以上の医師か臨床検査技師が置かれていること.
⑪⑨の管理者，⑩に掲げる者のほか，精度管理責任者として，検査業務に関し相当の経験を有し，かつ，精度管理に関し相当の知
　識および経験を有する医師か臨床検査技師が置かれていること.
⑫遺伝子関連・染色体検査の業務を実施するに当たっては，遺伝子関連・染色体検査の精度の確保に係る責任者として，遺伝子関連・
　染色体検査の業務に関し相当の経験を有する医師か，臨床検査技師か，遺伝子関連・染色体検査の業務に関し相当の知識および
　経験を有する者が置かれていること.
⑬次に掲げる事項を記載した検査案内書（イ〜チに掲げる事項は検査項目ごとに記載したものに限る）が作成されていること.
　イ　検査方法
　ロ　基準値および判定基準
　ハ　医療機関に緊急報告を行うこととする検査値の範囲
　ニ　検査に要する日数
　ホ　測定（形態学的検査および画像認識による検査を含む. 以下同じ.）を委託する場合にあっては，実際に測定を行う衛生検査
　　　所等の名称
　ヘ　検体の採取条件，採取容器および採取量
　ト　検体の保存条件
　チ　検体の提出条件
　リ　検査依頼書および検体ラベルの記載項目
　ヌ　検体を医療機関から衛生検査所（他の衛生検査所等に測定を委託する場合にあっては，当該衛生検査所等）まで搬送するの
　　　に要する時間の欄
⑭別表第5に定めるところにより，標準作業書が作成されていること.
⑮別表第5に掲げる標準作業書に記載された作業日誌の記入要領に従い，次に掲げる作業日誌（事故，異常への対応に関する記録
　の欄が設けられているものに限る.）が作成されていること. ただし，血清分離のみを行う衛生検査所はハ，ヘに掲げる作業日誌を，
　血清分離を行わない衛生検査所はニに掲げる作業日誌を作成することを要しない.（作業日誌は2年間保存：施行規則第12条の3）

（次頁へつづく）

表3-12 つづき

イ 検体受領作業日誌
ロ 検体搬送作業日誌
ハ 検体受付及び仕分作業日誌
ニ 血清分離作業日誌
ホ 検査機器保守管理作業日誌
ヘ 測定作業日誌

⑯別表第5に掲げる標準作業書に記載された台帳の記入要領に従い，次に掲げる台帳が作成されていること．ただし，血清分離のみを行う衛生検査所はロ〜ト，ヌに掲げる台帳を作成することを要しない．（台帳は2年間保存：施行規則第12条の3）

イ 委託検査管理台帳
ロ 試薬管理台帳
ハ 温度・設備管理台帳
ニ 統計学的精度管理台帳
ホ 外部精度管理台帳
ヘ 検体保管・返却・廃棄処理台帳
ト 検査依頼情報・検査結果情報台帳
チ 検査結果報告台帳
リ 苦情処理台帳
ヌ 教育研修・技能評価記録台帳

⑰衛生検査所の組織，運営その他必要な事項を定めた組織運営規程を有すること．
⑱上記のほか，精度管理に必要な措置が講じられていること．

録を受けなければならないと定めている．衛生検査所の所在地が保健所を設置する市の場合は市長（保健所設置市長），特別区の区域にある場合は区長（特別区長）へ登録の申請を行う．衛生検査所の登録の申請書類や登録基準などは，施行規則第11条，第12条に定められている（**表3-11, 12**）．本条第2項は，本条第1項に基づき申請があったものに対する厚生労働省令で定める基準が定められている．本条第3項は，登録に必要な事項を掲げたものである．都道府県知事等が衛生検査所を登録したときは，この事項に加え，登録番号，登録年月日を記載した登録証明書を交付する（施行規則第13条）．

　また，施行規則第12条の2では，衛生検査所の開設者の義務として，外部精度管理調査への参加や検査業務に従事する者への必要な研修を受けさせることなどにより，検体検査の十分な精度管理を行うことを定めている．また，遺伝子関連・染色体検査の業務を行う場合には，その精度の確保のために外部施設と相互に確認を行うよう努力義務を定めている．

3　衛生検査所の登録の変更

（登録の変更等）

第20条の4　登録を受けた衛生検査所の開設者は，その衛生検査所について，前条第3項第3号に掲げる事項を変更しようとするときは，その衛生検査所の所在地の都道府県知事の登録の変更を受けなければならない．

2　前条第2項の規定は，前項の登録の変更について準用する．

3　登録を受けた衛生検査所の開設者は，その衛生検査所を廃止し，休止し，若しくは休止した衛生検査所を再開したとき，又は前条第3項第1号に

掲げる事項若しくは衛生検査所の名称，構造設備，管理組織，検体検査の精度の確保の方法その他厚生労働省令で定める事項を変更したときは，30日以内に，その衛生検査所の所在地の都道府県知事にその旨を届け出なければならない．

4　衛生検査所を開設しようとする者又は登録を受けた衛生検査所の検体検査の業務の管理を行う者は，その衛生検査所に検体検査用放射性同位元素を備えようとするときその他厚生労働省令で定める場合においては，厚生労働省令で定めるところにより，その衛生検査所の所在地の都道府県知事に届け出なければならない．

　本条第1項は，第20条の3第3項第3号の検体検査の業務内容を変更しようとするときは，都道府県知事，保健所設置市長，特別区長の登録の変更を受けなければならないと規定している（**表3-13**）．

　本条第2項は，変更があった検体検査の業務内容についても第20条の3第2項の規定が準用されると規定している．

　本条第3項は，衛生検査所の開設者がその衛生検査所を廃止，休止，休止した衛生検査所の再開，または申請者の氏名，住所，衛生検査所の名称，構造設備，管理組織，検体検査の精度管理の方法等を変更した場合は，30日以内に都道府県知事，保健所設置市長，特別区長に届け出しなければならないとしている．

　本条第4項の検体検査用放射性同位元素の届出については，施行規則第17条の2に規定している．

4　都道府県知事からの衛生検査所への報告の命令および検査の実施

（報告及び検査）

第20条の5　都道府県知事は，この法律を施行するため必要があると認めるときは，登録を受けた衛生検査所の開設者に対し，必要な報告を命じ，又はその職員に，その衛生検査所に立ち入り，その構造設備若しくは帳簿書類その他の物件を検査させることができる．

2　前項の規定により立入検査をする職員は，その身分を示す証明書を携帯し，関係人の請求があつたときは，これを提示しなければならない．

3　第1項の権限は，犯罪捜査のために認められたものと解してはならない．

　本条第1項は，都道府県知事，保健所設置市長，特別区長が必要であると認める場合には，衛生検査所の開設者に対して，必要な報告を命じたり，または都道府県，保健所設置市，特別区の職員において，衛生検査所に立ち入り，構造設備，帳簿類，その他の物件を調査させることができる規定である．本条第3項に規定してあるように，この権限は犯罪捜査のために認められたものではないことから，資料等の押収等はできない．あくまでも，現地調査，聞き

表3-13 衛生検査所の登録の変更の届け出が必要な事
項（施行規則第16条）

①管理者の氏名
②精度管理責任者の氏名
③遺伝子関連・染色体検査の精度の確保に係る責任者の氏名
④組織運営規程

取り等を行うものである.

5 都道府県知事からの衛生検査所への指示

（指示）

第 20 条の 6 都道府県知事は，登録を受けた衛生検査所の検体検査の業務
が適正に行われていないため医療及び公衆衛生の向上を阻害すると認める
ときは，その開設者に対し，その構造設備，管理組織又は検体検査の精度
の確保の方法の変更その他必要な指示をすることができる.

　本条は，法第 20 条の 5 に基づく報告や検査等により，登録を受けた衛生検
査所の検査業務が正しく行われていないと認めるときは，衛生検査所の開設者
に対して構造設備，管理組織または検体検査の精度の確保の方法の変更，その
他必要な指示を都道府県知事，保健所設置市長，特別区長がすることができる
規定である.

　衛生検査所が行う検体検査の結果については，患者の診断に直結することか
ら，常に，正確，適正な検査値を提供する必要があることから，このような規
定が設けられている.

6 衛生検査所の登録の取消し

（登録の取消し等）

第 20 条の 7 都道府県知事は，登録を受けた衛生検査所の構造設備，管理
組織，検体検査の精度の確保の方法その他の事項が第 20 条の 3 第 2 項の
厚生労働省令で定める基準に適合しなくなったとき，又は登録を受けた衛
生検査所の開設者が第 20 条の 4 第 1 項の規定による登録の変更を受けな
いときは，その衛生検査所の登録を取り消し，又は期間を定めて，その業
務の全部若しくは一部の停止を命ずることができる.

　都道府県知事，保健所設置市長，特別区長は，衛生検査所が当初届け出た構
造設備，管理組織等が厚生労働省令で定める基準に該当しなくなったとき，ま
たは登録申請書の内容に変更が生じたのにもかかわらず変更手続きが行われな
かった場合には，期間を定めて，その衛生検査所に業務の全部もしくは一部の
停止を命令することができる.

　登録の取消し処分を受けた衛生検査所，または業務を廃止した衛生検査所は，

ただちに都道府県知事に登録証明書を返納しなければならない（施行規則第20条）.

7　聴聞

> （聴聞等の方法の特例）
> **第20条の8**　第9条の規定は，都道府県知事が前条の規定による処分を行う場合に準用する.

　法第9条の規定は，臨床検査技師に対して，免許の取り消しや臨床検査技師の名称を使用することを禁ずる場合に，処分の公平を期し権利保護のための聴聞の機会を設け，不利益とならないような手続きを定めたものであるが，本条は衛生検査所に対して，業務の全部もしくは一部を停止させる場合にも同様に聴聞の機会を設け，手続きを行うことを明記したものである.

8　厚生労働省令への委任

> （厚生労働省令への委任）
> **第20条の9**　この章に規定するもののほか，衛生検査所の登録に関して必要な事項は，厚生労働省令で定める.

　衛生検査所の登録に関することは，法第20条の3〜第20条の8のほか，施行規則第11条〜第22条に定められている.

Ⅵ　「第6章　雑則」

> （経過措置）
> **第20条の10**　この法律の規定に基づき命令を制定し，又は改廃する場合においては，その命令で，その制定又は改廃に伴い合理的に必要と判断される範囲内において，所要の経過措置（罰則に関する経過措置を含む.）を定めることができる.

　本法に基づいた命令の制定や変更・廃止する場合には，改定内容（命令の制定または改廃）により事業者の業務継続が難しいと判断されるとき，所要の経過措置(適用を一定期間猶予する等)を講じることで準備や対応ができるようにするという緩和処置の規定である.

Ⅶ　「第7章　罰則」

　本法に規定された事項に違反した場合の罰則規定は，**表3-14**に記載した.
　法第14条（試験委員等の不正行為の禁止），法第19条（秘密を守る義務），

表3-14　罰則

違反の内容に該当する条文	違反の内容	罰則
第14条	国家試験委員や事務に携わる者の違反（故意もしくは重大な過失により事前に試験問題を漏らし，または故意に不正の採点をしたなど）	1年以下の懲役または50万円以下の罰金
第20条の3第1項	衛生検査所の登録に関した違反（衛生検査所の登録をせずに無断で開設したなど）	6か月以下の懲役または30万円以下の罰金
第20条の4第1項	衛生検査所の登録の変更に関した違反（衛生検査所の業務内容を登録の変更手続きをせずに無断で変更したなど）	
第20条の7	衛生検査所の登録の取消し等に関した違反（業務停止を命じられても業務を継続したなど）	
第19条	秘密を守る義務に関した違反（ただし，告訴がなければ公訴されない）	50万円以下の罰金
第8条の第1項	臨床検査技師の名称の使用の停止を命ぜられた者がその期間中に臨床検査技師の名称を使用した	30万円以下の罰金
第20条	臨床検査技師でない者が臨床検査技師という名称や紛らわしい名称を使用した	
第20条の4第3項	登録を受けた衛生検査所の開設者が，その衛生検査所の廃止，休止，もしくは休止から再開したとき，登録事項に変更があっても30日以内に都道府県知事，保健所設置市長，特別区区長に届け出をしなかった	
第20条の5第1項	衛生検査所の開設者で，都道府県知事等が命じた報告をしなかったり，虚偽の報告をしたまたは，都道府県（保健所設置市，特別区）の職員の立入検査の拒否，妨害，忌避をした	

法第8条第1項（名称使用停止），法第20条（名称使用禁止）の臨床検査技師に関する規定の罰則が定められている．法第20条の3〜第20条の8は衛生検査所に関する規定であるが，衛生検査所の登録，登録の変更，登録の取り消し，報告及び検査の規定に反した場合の罰則が定められている．

第21条　第14条の規定に違反して故意若しくは重大な過失により事前に試験問題を漏らし，又は故意に不正の採点をした者は，1年以下の懲役又は50万円以下の罰金に処する．

第14条（試験委員等の不正行為の禁止）に，国家試験委員および当該事務に携わる者が，その事務の執行にあたり不正の行為を行った場合については，**1年以下の懲役または50万円以下の罰金**に処すると規定している．

本罰則には，懲役刑が設けられており，本条規定に違反した場合の社会的影響を考慮して第24条より厳しい規定となっている．

第22条　次の各号のいずれかに該当する者は，6月以下の懲役又は30万円以下の罰金に処する．
一　第20条の3第1項の規定に違反した者
二　第20条の4第1項の規定に違反した者
三　第20条の7の規定による業務の停止命令に違反した者

本条第1号は，衛生検査所を開設しようとする者は，その衛生検査所の所在する都道府県知事，保健所設置市長，特別区長の登録を受けなければならない（第20条の3第1項）と規定されているが，当該都道府県知事等に開設登録をせずに無断で開設した場合の者についての罰則である．

本条第2号は，登録を受けた衛生検査所の開設者は，「検体検査の業務の内容」を変更しようとする場合は，都道府県知事等に登録の変更を受けなければならない（第20条の4第1項）と規定されているが，無断で業務内容を変更した者についての罰則である．

本条第3号は，登録を受けた衛生検査所の開設者が，都道府県知事等から業務の全部もしくは一部の業務の停止を命じられた（第20条の7）にも係わらず，業務停止された業務を続けている等の違反者についての罰則である．

本条の違反者は社会的影響のほか，国民の医療に直結することから，懲役刑が規定されている．本条では，**6か月以下の懲役または30万円以下の罰金**に処すると規定している．

> **第23条** 第19条の規定に違反した者は，50万円以下の罰金に処する．
> 2 前項の罪は，告訴がなければ公訴を提起することができない．

本条の規定は，臨床検査技師が正当な理由がなく，その業務上知り得た情報を他に漏らした場合の罰則規定であり，違反者は**50万円以下の罰金**に処すると規定されている．また，**臨床検査技師でなくなった後でも適用**される．

なお，本条第2項において，この罪は，告訴がなければ公訴を提起できないと規定されている．いわゆる「**親告罪**」であり，当該情報を他に漏らしたことによる被害者からの告訴がなければ，起訴することができないとされている．

> **第24条** 次の各号のいずれかに該当する者は，30万円以下の罰金に処する．
> 一 第8条第1項の規定により臨床検査技師の名称の使用の停止を命ぜられた者で，当該停止を命ぜられた期間中に，臨床検査技師の名称を使用したもの
> 二 第20条の規定に違反した者
> 三 第20条の4第3項の規定に違反した者
> 四 第20条の5第1項の規定による報告をせず，若しくは虚偽の報告をし，又は同項の規定による検査を拒み，妨げ，若しくは忌避した者

本条第1号は，臨床検査技師の名称の使用の停止を命ぜられた者が停止期間中に臨床検査技師の名称を使用した場合の罰則である．

本条第2号は，臨床検査技師でない者が，臨床検査技師の名称またはこれに紛らわしい名称を使用した場合の罰則である．

本条第3号は，登録を受けた衛生検査所の開設者は，その衛生検査所を廃

 秘密漏示罪

秘密保持義務について，医師，歯科医師，薬剤師および助産師については，刑法第134条（秘密漏示罪）に規定されている．他の医療従事者については，それぞれの資格を定める法律に規定されている．

臨床検査技師は，法第23条第1項で，第19条に違反した者は50万円以下の罰金に処すると規定している．また，第2項で被害者が告訴（親告罪）しなければ刑法上，効力は生じないと規定している．

なお，正当な事由なく秘密を人に漏らした結果，その人に損害が生ずれば，民事上では不法行為として損害賠償の義務が生ずる場合がある（民法709条）．

 罰則

臨床検査技師でない者が名称を用いた場合は，法第24条の2号に該当する者は，「30万円以下の罰金に処する．」と規定されている．なお，無資格者が「臨床検査技師等に関する法律」の規定する医行為を実施した場合は，医師法あるいは保健師助産師看護師法違反として処罰の対象となる．

止し，休止し，もしくは休止した衛生検査所を再開したとき，または申請者の氏名，住所もしくは衛生検査所の名称，構造設備，管理組織，検体検査の精度の確保の方法その他厚生労働省令で定める事項を変更したときは，30日以内に，その衛生検査所の所在地の都道府県知事にその旨を届け出なかった者についての罰則である．

本条第4号は，都道府県知事は，登録を受けた衛生検査所の開設者に対し，必要な報告を命じ，またはその職員に，その衛生検査所に立ち入り，その構造設備もしくは帳簿書類その他の物件を検査させることができるが，報告をせず，また虚偽の報告や検査を拒否した場合の罰則である．

本条の違反者は第21条，第22条の違反者に比べて，罰金のみで懲役規定は設けられていないことより，社会的影響が少ないと考える．本条では，これらの者について**30万円以下の罰金**に処すると規定している．

> **第25条** 法人の代表者又は法人若しくは人の代理人，使用人その他の従業者が，その法人又は人の業務に関し，第22条又は前条第1項第3号若しくは第4号の違反行為をしたときは，行為者を罰するほか，その法人又は人に対しても各本条の罰金刑を科する．

第22条の適用を受ける衛生検査所の登録を行わず検査を業としていた者，登録内容の変更届を怠った者，休止，廃止または再開の届出を怠った者，必要な報告を怠った者に対しての違反については，違反した行為者を罰するほか，その法人(会社)に対しても各本条の罰金刑を科すとしている．これを**両罰規定**ともいう．

Ⅷ 「附則」

附則とは，法令において，付随的な事項を定めた部分のことで，これ以外の部分を本則という．法令の施行期日や経過処置，関係法規の改廃等に関する事項が定められている．

※臨床検査技師による新型コロナウイルス感染症ワクチン接種

新型コロナウイルス感染症拡大防止のため，2021年6月にワクチン接種を迅速かつ円滑に進める観点から，医師や看護師等のほか，臨床検査技師，救急救命士も筋肉内注射の担い手としてワクチン集団接種の体制の構築が進められた．

ワクチン接種は医行為であることから，基本的に臨床検査技師が行えば医師法第17条に違反する．臨床検査技師の筋肉内注射の実施の法的整理について，「臨床検査技師については，その養成課程において，静脈からの採血に関する基本的な教育を受けており，また実際に当該業務を行っていることを踏まえれ

両罰規定（会社法第975条）

両罰規定とは，法人に所属する従業員等が業務停止命令違反，虚偽届出等の違反行為をしたときは，行為者を罰するほか，事業主である法人または個人に対しても罰金刑が科されることをいう．

臨床検査技師による注射行為の実施

p.102の新型インフルエンザ等対策特別措置法のトピックスを参照．令和6年（2024年）4月1日施行の特措法の改正で法整備がされた．

ば，ワクチン接種のための筋肉内注射の手技に関する一定の技術的基盤を有していると考えられる.」とし，「以下の条件の下では公衆衛生上の観点からやむを得ないものとして，医師法第 17 条との関係では違法性が阻却されうるもの」とされた（医政発 0604 第 31 号・健発 0604 第 17 号・薬生発 0604 第 6 号令和 3 年 6 月 4 日付け厚生労働省医政局長，健康局長，医薬・生活衛生局長通知）.

(1) 迅速にワクチン接種を進める必要があり，必要な医師や看護師等が確保できないために臨床検査技師・救急救命士の協力なしには特設会場でのワクチン接種が実施できない状況であること（臨床検査技師・救急救命士がワクチン接種を行うのは集団接種の特設会場に限り，医師の適切な関与の下で行う）.

(2) 筋肉内注射について必要な研修を受けていること（座学研修は日臨技 web 研修システム，実技研修は都道府県等にて実施）.

(3) 被接種者の同意を得ること.

注：「違法性の阻却」とは，違法と思われる行為でも 5 条件［①目的の正当性，②手段の相当性，③法益衡量（法益侵害よりも利益の方が大きいこと），④法益侵害の相対的軽微性，⑤必要性・緊急性］の検討により違法性がないとすることである．例：非医療従事者の AED 使用など.

第4章 医事法規

Ⅰ 医療法

　医療法は，病院・診療所等の開設，管理体制，整備の方法など**医療の在り方**を定めた法律である．平成29年（2017年）の法改正により，医療施設が自ら実施する**検体検査の精度の確保に関する基準（第15条の2）**が加わった．

1 目的

　本法は，医療を受ける者の利益の保護および良質かつ適切な医療を効率的に提供する体制の確保を図り，国民の健康の保持に寄与することを目的とし，以下の事項を定めている．
　①医療を受ける者による医療に関する適切な選択を支援するために必要な事項
　②医療の安全を確保するために必要な事項
　③病院・診療所・助産所の開設や管理に関し必要な事項
　④医療提供施設の整備や相互間の機能の分担・業務の連携を推進するために必要な事項

2 医療の担い手と医療を受ける者との信頼関係の構築

　医療は，**生命の尊重**と**個人の尊厳の保持**を旨とし，医師，歯科医師，薬剤師，看護師，その他の医療の担い手（医療従事者）と医療を受ける者（患者）との信頼関係に基づき，患者の心身の状況に応じて行わなければならない．また，その内容は，単に治療のみならず，疾病の予防のための措置やリハビリテーションを含む良質で適切なものでなければならない．

3 医療提供施設の連携の構築

　医療は，国民自らの健康の保持増進のための努力を基礎として，患者の意向を十分に尊重し，医療提供施設（次項参照）や患者の居宅などにおいて，医療提供施設の機能に応じ効率的に，かつ，福祉サービスその他の関連するサービスとの有機的な連携を図りつつ提供されなければならない．

4　医療提供施設

医療提供施設とは，病院，診療所，介護老人保健施設，介護医療院，調剤を実施する薬局，その他の医療を提供する施設である．

1）病院

医師・歯科医師が，公衆または特定多数人のため医業・歯科医業を行う場所であって，**20人以上の患者を入院**させるための施設を有するものをいう．

2）診療所

患者を入院させるための施設を有しないものか，**19人以下の患者を入院**させるための施設を有するものをいう．

3）介護老人保健施設

介護保険法（第8条第28項）の規定による介護老人保健施設をいう．

対象：要介護者で，心身の機能の維持回復を図り，自宅における生活を営むことができるようにするための支援が必要である者．

目的：施設サービス計画に基づいて，看護，医学的管理の下における介護，機能訓練，その他必要な医療や日常生活上の世話を行う．

4）介護医療院

介護保険法（第8条第29項）の規定による介護医療院をいう．

対象：要介護者で，長期にわたり療養が必要である者．

目的：施設サービス計画に基づいて，療養上の管理，看護，医学的管理の下における介護，機能訓練，その他必要な医療，日常生活上の世話を行う．

5）助産所

病院・診療所以外で，助産師が公衆または特定多数人のためその業務（助産，妊婦・じょく婦・新生児の保健指導）を行う場所で，妊婦，産婦またはじょく婦**10人以上の入所施設を有してはならない．**

6）地域医療支援病院

病床数が**200床以上の病院**で，**地域における医療の確保**のために必要な支援に関する要件に該当するものは，その所在地の**都道府県知事の承認**を得て地域医療支援病院と称することができる．

7）特定機能病院

病床数が**400床以上の病院**で，**高度の医療**を提供する能力，高度の医療技術の開発・評価を行う能力を有すること，並びに医療の高度の安全を確保する能力等の要件に該当するものは，**厚生労働大臣の承認**を得て特定機能病院と称

じょく婦（褥婦）

分娩の終了から非妊正常状態に復元するまでの6〜8週間の期間を産褥または産褥期といい，産褥にある婦人をじょく婦という．

地域医療支援病院の主な要件

・紹介患者中心の医療を提供していること．
・救急医療を提供する能力を有すること．
・建物，設備，機器等を地域の医師等が利用できる体制を確保していること．
・地域医療従事者に対する研修を行っていること．
・原則として200床以上の病床，及び地域医療支援病院としてふさわしい施設を有すること．
（令和5年9月現在，全国で700施設が承認されている）

表4-1 病床の種別

精神病床	病院の病床のうち，精神疾患を有する者を入院させるためのもの
感染症病床	病院の病床のうち，一類感染症，二類感染症（結核を除く），新型インフルエンザ等の患者を入院させるためのもの
結核病床	病院の病床のうち，結核の患者を入院させるためのもの
療養病床	病院または診療所の病床のうち，主として長期にわたり療養を必要とする患者を入院させるためのもの 例）リハビリが必要な患者，要介護認定の高齢者など
一般病床	病院または診療所の病床のうち，上記に掲げる病床以外のもの 例）内科，外科，整形外科など，ケガや急性期疾患の患者で治療や回復を目的としたもの

することができる．**特定機能病院は，大学病院のほか，国立国際医療研究センター病院，国立がん研究センター中央病院，国立循環器病研究センター**などである．

8）臨床研究中核病院

病院であって，**臨床研究の実施の中核的な役割を担うことができる能力を有**し，厚生労働省が定める要件に該当するものは，**厚生労働大臣の承認**を得て臨床研究中核病院と称することができる．

5 病床の種別

入院のためのベッド数は「病床数」で表され，**表4-1**のように分類される．

6 医療の安全の確保のための措置

都道府県，保健所を設置する市および特別区は，医療の安全に関する情報の提供，研修の実施，意識の啓発その他の医療の安全の確保のための施設として，**医療安全支援センター**を設けるように努めなければならない．

病院・診療所・助産所の管理者は，**医療事故**が発生した場合には，厚生労働省令で定めるところにより，遅滞なく，当該医療事故の日時，場所，状況，その他厚生労働省令で定める事項を，**医療事故調査・支援センター**に報告しなければならない．

1）医療安全支援センターの役割

医療安全支援センターは，次に掲げる事務を実施する．

①患者・その家族からの当該区域内の病院等での医療に関する苦情に対応し，相談に応ずるとともに，当該患者・その家族・当該病院等の管理者に対し，必要に応じ，助言を行う．

②当該区域内の病院等の開設者・管理者・従業者，患者・その家族・住民に対し，医療の安全の確保に関し必要な情報の提供を行う．

③当該区域内の病院等の管理者・従業者に対し，医療の安全に関する研修を

特定機能病院の主な要件

・高度の医療の提供・開発・評価・研修を実施する能力を有すること．
・他の病院・診療所から紹介された患者に対し，医療を提供すること（紹介率50%以上，逆紹介率40%以上）．
・病床数：400床以上の病床を有することが必要．
・人員配置
医師：通常の2倍程度の配置が最低基準．医師の配置基準の半数以上がいずれかの専門医．
薬剤師：入院患者数÷30が最低基準（一般は入院患者数÷70）．
看護師等：入院患者数÷2が最低基準（一般は入院患者数÷3）．
管理栄養士1名以上配置．
・構造設備：集中治療室，無菌病室，医薬品情報管理室が必要．
・医療安全管理体制の整備（医療安全管理責任者の配置，専従の医師・薬剤師・看護師の医療安全管理部門への配置，監査委員会による外部監査，高難度新規医療技術・未承認新規医薬品等を用いた医療の提供の適否を決定する部門の設置）．
・原則定められた16の診療科を標榜していること．
・査読のある雑誌に掲載された英語論文数が年70件以上あること．など
（令和4年12月現在，全国で88施設が承認されている）

医療事故

当該病院等に勤務する医療従事者が提供した医療に起因し，または起因すると疑われる死亡・死産であって，当該管理者が当該死亡・死産を予期しなかったものをいう．

実施する.

　④①～③に掲げるもののほか，当該区域内の医療の安全の確保のために必要な支援を行う.

2) 医療事故調査・支援センターの役割

　医療事故調査・支援センターは厚生労働大臣により指定され，次に掲げる業務を行う.

　①報告により収集した情報の整理・分析.

　②報告をした病院等の管理者に対し，①の情報の整理・分析の結果の報告.

　③調査の実施と調査結果の病院等の管理者や遺族への報告.

　④医療事故調査に従事する者に対し，医療事故調査に係る知識や技能に関する研修の実施.

　⑤医療事故調査の実施に関する相談に応じ必要な情報の提供や支援.

　⑥医療事故の再発の防止に関する普及啓発.

　⑦①～⑥のほか，医療の安全の確保を図るために必要な業務.

　医療事故調査・支援センターは，医療事故が発生した病院等の管理者または遺族から，当該医療事故について調査の依頼があったときは，必要な調査を行うことができる.

7　病院・診療所・助産所の開設と管理

1) 開設等

　病院を開設するとき，医師・歯科医師でない者が診療所を開設するとき，助産師でない者が助産所を開設するときは，都道府県知事（診療所・助産所は，その開設地が保健所を設置する市または特別区の区域にある場合は，当該保健所を設置する市の市長または特別区の区長）の許可が必要である．営利を目的として，病院・診療所・助産所を開設しようとする者に対しては，開設の許可が与えられないことがある.

2) 管理

　病院・診療所の開設者は，医業をなすものである場合は臨床研修等修了医師に，歯科医業をなすものである場合は臨床研修等修了歯科医師を管理者としなければならない.

　助産所の開設者は，助産師を管理者としなければならない.

8 検体検査の業務の適正な実施

1) 検体検査の業務の適正な実施に関する厚生労働省令で定める基準

（医療法）

第15条の2 病院，診療所又は助産所の管理者は，当該病院，診療所又は助産所において，臨床検査技師等に関する法律第2条に規定する検体検査の業務を行う場合は，検体検査の業務を行う施設の構造設備，管理組織，検体検査の精度の確保の方法その他の事項を検体検査の業務の適正な実施に必要なものとして**厚生労働省令で定める基準**に適合させなければならない．

　これまで検体検査の精度の確保に関する基準は特に規定されていなかったが，平成29年（2017年）の医療法の改正により，新たに加わった第15条の2で病院・診療所・助産所について定められた（衛生検査所については臨床検査技師等に関する法律において規定された）．この改正の趣旨としては，「ゲノム医療の実用化に向けた体制整備が求められている状況において，安全で適切な医療提供の確保を推進するため」(厚労省医政局長通知，平成30年8月10日)とされている．

　病院・診療所・助産所が自施設で検体検査業務を行う場合，**検体検査の精度の確保に関する基準**が医療法施行規則（厚生労働省令）で定められている（**表4-2**）．

2) 検体検査の精度の確保に係る責任者（表4-3）

　医療法施行規則第9条の7第1号において，次のように検体検査の精度の確保に係る責任者をおかなければならないと定めている．

　①医業を行う病院・診療所（歯科医業を伴う病院・診療所は主として医業を行うもの）：医師または**臨床検査技師**

　②歯科医業を行う病院・診療所（医業を伴う病院・診療所は主として歯科医業を行うもの）：歯科医師または**臨床検査技師**

　③助産所：助産師

　検体検査の精度の確保に係る責任者の業務経験等についての具体的な要件は明記されていないが，衛生検査所の要件である，「検体検査の業務に係る6年以上の実務経験および精度管理に係る3年以上の実務経験」を参考にするのが望ましい，とされている．

3) 遺伝子関連・染色体検査の精度の確保に係る責任者（表4-3）

　医療法施行規則第9条の7第2号において，遺伝子関連・染色体検査の業務を実施するに当たっては次のように遺伝子関連・染色体検査の精度の確保に係る責任者をおかなければならないと定めている．

　①医業を行う病院・診療所（歯科医業を伴う病院・診療所は主として医業を行うもの）：遺伝子関連・染色体検査の相当の経験を有する医師か臨床検査技師，

表4-2　厚生労働省令（医療法施行規則第9条の7）で定める検体検査の精度の確保に関する基準

①検体検査の精度の確保に係る責任者
②遺伝子関連・染色体検査の精度の確保に係る責任者
③標準作業書
　　検査機器保守管理標準作業書
　　測定標準作業書
④作業日誌
　　検査機器保守管理作業日誌
　　測定作業日誌
⑤台帳
　　試薬管理台帳
　　統計学的精度管理台帳（内部精度管理を行った場合に必要）
　　外部精度管理台帳（外部精度管理調査を受検した場合に必要）
⑥検体検査の精度の確保の方法（努力義務）
　　内部精度管理の実施
　　外部精度管理調査の受検
　　検査業務従事者への適切な研修

表4-3　検査の精度の確保に係る責任者

検体検査の精度の確保に係る責任者	医業を主とする病院・診療所	医師または臨床検査技師
	歯科医業を主とする病院・診療所	歯科医師または臨床検査技師
	助産所	助産師
遺伝子関連・染色体検査の精度の確保に係る責任者	医業を主とする病院・診療所	遺伝子関連・染色体検査の相当の経験を有する医師または臨床検査技師
		遺伝子関連・染色体検査の相当の知識と経験を有する者（大学等で分子生物学関連科目を履修し，検体検査の3年以上の実務経験および精度管理の3年以上の実務経験を有する者）
	歯科医業を主とする病院・診療所	遺伝子関連・染色体検査の相当の経験を有する歯科医師または臨床検査技師
		遺伝子関連・染色体検査の相当の知識と経験を有する者（大学等で分子生物学関連科目を履修し，検体検査の3年以上の実務経験および精度管理の3年以上の実務経験を有する者）

または遺伝子関連・染色体検査の相当の知識・経験を有する者

　②歯科医業を行う病院・診療所（医業を伴う病院・診療所は主として歯科医業を行うもの）：遺伝子関連・染色体検査の相当の経験を有する歯科医師か**臨床検査技師**，または遺伝子関連・染色体検査の相当の知識・経験を有する者

　医師，歯科医師または臨床検査技師が責任者となる場合，**遺伝子関連・染色体検査以外の検体検査の精度の確保に係る責任者との兼任は妨げない**とされている．

　遺伝子関連・染色体検査の専門知識・経験を有する他の職種の例としては，以下の者のうち，検体検査の業務について3年以上の実務経験および精度管理についての3年以上の実務経験を有する者が考えられるとしている．

大学院，大学，短期大学，専門学校，高等専門学校において分子生物学関連科目（分子生物学，遺伝子検査学，細胞遺伝学，人類遺伝学，微生物学，生化学，免疫学，血液学，生理学，病理学，解剖学，動物細胞工学，生物科学など）を履修した者．

4）標準作業書

医療法施行規則第9条の7第3号において，次の標準作業書を常備し，検体検査業務の従事者に周知しなければならないとしている．ただし，血清分離のみを行う病院等は測定標準作業書の血清分離に関する事項以外の事項を，血清分離を行わない病院等は測定標準作業書の血清分離に関する事項を記載する必要はない．

①**検査機器保守管理標準作業書**：医療機器の添付文書，取扱説明書などを検査機器保守管理標準作業書とすることも認められる．

②**測定標準作業書**：検査項目ごとに，定義，臨床的意義，測定方法・測定原理，検査手順，基準範囲・判定基準などを記載する．

5）作業日誌

医療法施行規則第9条の7第4号で，次の作業日誌を作成しなければならないとしている．ただし，血清分離のみを行う病院等は測定作業日誌の血清分離に関する事項を記載する必要はない．

①**検査機器保守管理作業日誌**：保守管理を行う担当者は，点検日時，各検査機器における保守管理上確認すべき内容などを記入する．

②**測定作業日誌**：検査項目ごとの実施件数，実施件数のうち検査エラー・検査不具合の発生件数を記載する．

6）台帳

医療法施行規則第9条の7第5号で，次の台帳を作成しなければならないとしている．ただし，血清分離のみを行う病院等は作成する必要はない．

①**試薬管理台帳**

②**統計学的精度管理台帳**（内部精度管理を行った場合に必要）

③**外部精度管理台帳**（外部精度管理調査を受検した場合に必要）：実施結果（外部精度管理調査実施主体が作成する報告書）をもって代替可能．

7）検体検査業務に関する努力義務

医療法施行規則第9条の7の2で，検体検査業務について，内部精度管理の実施，外部精度管理調査の受検，検査業務従事者への適切な研修について定めているが，いずれも努力義務となっている．これらは地域医療への影響等を勘案し，まずは努力義務とされたが，**これらは精度の確保の方法として重要な手法であり，積極的に活用すべきである．**

 努力義務

法律の条文で，「〜するよう努めなければならない」などと記載されている義務．罰則や強制力などを伴うものではなく，当事者の努力を促すために定められているもの．

(1) 内部精度管理の実施

病院等の管理者は，検体検査業務を行う場合は，管理者の下に検体検査の精度の確保に係る責任者を中心とした精度管理のための体制を整備すること等により，**内部精度管理が行われるように配慮するよう努めなければならない（努力義務）**と定めている．

内部精度管理の実施に努めるうえで，留意すべき項目は以下のとおりである．

・日々の検査・測定作業の開始に当たっては，機器および試薬に必要な較正が行われていること．

・定期的に当該病院等の管理試料等の同一検体を繰り返し検査したときの結果のばらつきの度合いを記録・確認し，検査結果の精度を確保する体制が整備されていること．

(2) 外部精度管理調査の受検

病院等の管理者は，当該病院等の検体検査業務について，**外部精度管理調査を受けるよう努めなければならない（努力義務）**と定めている（ただし，血清分離のみを行う病院等については含めない）．

外部精度管理調査は，公益社団法人日本医師会，一般社団法人日本臨床衛生検査技師会，一般社団法人日本衛生検査所協会等が行うものを受けるよう努めること．

(3) 適切な研修の実施

病院等の管理者は，当該病院等の検体検査業務について，**検査業務の従事者に必要な研修を受けさせるよう努めなければならない（努力義務）**と定めている．

適切な研修の実施に努めるうえでは，研修は検体検査の業務を適切に行うために必要な知識や技能を修得することを目的とする．その内容は，各標準作業書の記載事項や患者の秘密の保持の事項を含むものとする．また，内部研修に留まることなく，都道府県，保健所設置市，特別区または学術団体等が行う研修会，報告会，学会など，外部の教育研修の機会も活用するよう努めることが必要である．

8) 遺伝子関連・染色体検査業務に関する義務・努力義務

医療法施行規則第9条の7の3で，遺伝子関連・染色体検査業務について，内部精度管理の実施（義務），外部精度管理調査の受検（努力義務），検査業務従事者への適切な研修（義務）について定めている．

(1) 内部精度管理の実施

病院等の管理者は，遺伝子関連・染色体検査業務を行う場合は，管理者の下に遺伝子関連・染色体検査の精度の確保に係る責任者を中心とした精度管理のための体制を整備すること等により，その行う検査項目ごとに内部精度管理の実施が行われるよう配慮しなければならない．

(2) 外部精度管理調査の受検およびその代替方法

　病院等の管理者は，当該病院等の遺伝子関連・染色体検査業務について，外部精度管理調査を受け，当該病院等以外で1施設以上の遺伝子関連・染色体検査の業務を行う病院等の管理者，衛生検査所の開設者等と連携して，それぞれが保管・保有する検体を用いるなどして，**遺伝子関連・染色体検査の精度について相互に確認を行うよう努めなければならない**と定めている．

　①結核菌の同定検査，Ｂ型肝炎ウイルスおよびＣ型肝炎ウイルスの核酸定量検査などの調査の体制が整っているものについては，これらの検査を行う病院等の場合，外部精度管理調査を受検するよう努める．

　②外部精度管理調査の体制が整っていない遺伝子関連・染色体検査については，病院等の管理者は，自施設以外の病院等のほか，衛生検査所や大学等の研究機関と連携して，それぞれ保管・保有する検体を用いて相互に検査結果を比較して，検査・測定方法の妥当性を確認するなどの方法により，精度の確保に努める．

(3) 適切な研修の実施

　病院等の管理者は，当該病院等の遺伝子関連・染色体検査業務について，**遺伝子関連・染色体検査業務の従事者に必要な研修を受けさせなければならない**．

9) 検体検査の業務委託

（医療法）
第15条の3　病院，診療所又は助産所の管理者は，検体検査の業務を委託しようとするときは，次に掲げる者に委託しなければならない．
一　臨床検査技師等に関する法律第20条の3第1項の登録を受けた衛生検査所の開設者
二　病院又は診療所その他厚生労働省令で定める場所において検体検査の業務を行う者であって，その者が検体検査の業務を行う施設の構造設備，管理組織，検体検査の精度の確保の方法その他の事項が検体検査の業務の適正な実施に必要なものとして厚生労働省令で定める基準に適合するもの

　病院・診療所・助産所が検体検査業務を外部へ委託する場合には，委託先の条件が本条で定められている．

(1) 臨床検査技師等に関する法律第20条の3第1項の登録を受けた衛生検査所

　衛生所の登録要件等については，第3章を参照．

(2) 検体検査業務の適正な実施について厚生労働省令で定める基準に適合する，検体検査の業務を受託する病院・診療所等

　検体検査の業務を受託する病院・診療所等には，衛生検査所と同等の検体検査の精度の確保の体制が求められる．その基準が医療法施行規則第9条の8に定められている．

　また，令和元年（2019年）7月10日に厚生労働省から発出された「病院

医療機関が「検体検査」以外で外部委託できる業務（医療法施行令第4条の7に規定）

① 医療機器や手術着などの繊維製品の滅菌または消毒
② 患者や妊婦などへの食事の提供
③ 患者や妊婦などの医療機関相互の搬送や，その他の搬送業務で重篤な患者について医師または歯科医師が同乗するもの
④ 医療機器の保守点検
⑤ 医療用ガスの供給設備の保守点検
⑥ 患者や妊婦などの寝具・衣類の洗濯
⑦ 診療室，入院施設の清掃

表4-4　病院に必要な施設・人員・記録等

①有する病床の種別に応じ，厚生労働省令で定める員数の医師・歯科医師，
　都道府県の条例で定める員数の看護師・その他の従業者
②各科専門の診察室
③手術室
④処置室
⑤臨床検査施設（委託する場合は不要）
⑥エックス線装置
⑦調剤所
⑧給食施設
⑨診療に関する諸記録
⑩産婦人科または産科を有する病院は，分べん室および新生児の入浴施設
⑪療養病床を有する病院は，機能訓練室
⑫その他都道府県の条例で定める施設

又は診療所間において検体検査の業務を委託及び受託する場合の留意点について」の一部改正についてにより，病院等における検体検査の委託および受託について，以下の留意点が示されている．

①委託病院等は，委託する検体検査の衛生検査所等への委託の可否を考慮したうえで，適切な委託先を検討すること．

②受託病院等は，本来の検体検査業務に支障を生じない範囲内で受託すること．

③受託病院等は，非営利性を確保すること．

④受託病院等は，検体検査業務の再委託は行わないこと．

⑤受託病院等は，検体検査業務に係る施設，設備等について，当該業務の受託を主な目的としてあらかじめ設置し，使用することは認められないこと．

9　病院に必要な施設・人員・記録等

1）病院

病院は，**表4-4**に掲げる人員および施設を有し，かつ，記録を備えておかなければならない．

2）地域医療支援病院

地域医療支援病院に必要な施設・人員・記録等は**表4-4**に加え，化学，細菌および病理の検査施設，病理解剖室，研究室，講義室，図書室等が必要となる．

3）特定機能病院

高度の医療の提供・開発・評価・研修を実施する能力を有するために，高い水準での人員の配置（たとえば，医師であれば通常の2倍程度の配置），集中治療室・無菌病室・医薬品情報管理室の設置や，専従の医師・薬剤師・看護師の医療安全管理部門への配置などが求められる．

10 諸記録の保管

　診療録の保管は5年間であるが，**診療に関する諸記録**（病院日誌，各科診療日誌，処方せん，手術記録，看護記録，検査所見記録，エックス線写真，入院患者・外来患者の数を明らかにする帳簿，入院診療計画書）は**2年間の保管**とする（医療法施行規則第20条10号）．

　医療法上，診療録以外の記録は2年間の保管が求められるが，ほとんどの病院は保険に加入している実態から，**保険医療機関及び保険医療療養担当者規則第9条に従い，3年間の保管が求められる**．

11 医療計画

　都道府県は，厚生労働大臣が定める基本方針に即し，地域の実情に応じて，医療提供体制の確保を図るために医療計画を策定しなければならない．

　医療計画における主な記載事項には以下がある．

①医療圏の設定

　医療圏とは都道府県が設定する，病院の病床及び診療所の病床の整備を図るべき地域的単位としての区分のことで，一次医療圏，二次医療圏，三次医療圏がある．

　一次医療圏：診療所などの外来を中心とした日常的な医療を提供する地域区分で，原則は市区町村が中心．

　二次医療圏：救急医療を含む一般的な入院治療が完結するように設定した区域で，通常は複数の市区町村で構成する．

　三次医療圏：重度のやけどの治療や臓器移植など特殊な医療や先進医療を提供する単位で，原則として各都府県が1つの区域となる．

　国の指針において，一定の人口規模および一定の患者流入・流出割合に基づく，二次医療圏の設定の考え方を明示し，見直しを促進する．

②基準病床数の算定

③医療の安全の確保

④地域医療構想

　地域医療構想とは，**地域包括ケアシステム**（⇒ p.119 側注）の構築にあわせた，将来の地域の医療提供体制に関する構想で，構想地域は**二次医療圏**と一致させることが適当とされている．

　2025年の，高度急性期，急性期，回復期，慢性期の4機能ごとの医療需要と必要病床数，在宅医療等の医療需要を推計して設定される．

⑤5疾病[※1]**・5事業**[※2]**および在宅医療に関する事項**

[※1] 5疾病：5つの疾病（**がん，脳卒中，急性心筋梗塞，糖尿病，精神疾患**）の治療または予防に係る事業．

[※2] 5事業：5つの事業［救急医療，災害時における医療，へき地の医療，周産期医療，小児医療（小児救急医療を含む．）］の医療の確保に必要な事業（⇒側注「医療計画」を参照）．

 診療録の保管

病院又は診療所に勤務する医師のした診療に関するものは，その病院又は診療所の管理者において，その他の診療に関するものは，その医師において，5年間これを保存しなければならない（医師法　第24条）．

保険医療機関及び保険医療療養担当者規則第9条

保険医療機関は，療養の給付の担当に関する帳簿及び書類その他の記録をその完結の日から3年間保存しなければならない．ただし，患者の診療録にあっては，その完結の日から5年間とする．

 医療計画

令和3年法律第49号による医療法の改正で，医療計画が現在の5疾病5事業から5疾病6事業に変更される．新型コロナウイルス感染症の拡大を受けて，そのまん延により国民の生命及び健康に重大な影響を与えるおそれがある感染症に対する医療の確保に必要な事業が追加される［令和6年（2024年）4月1日施行］．

医療法等の改正

令和3年（2021年）5月28日に公布された「良質かつ適切な医療を効率的に提供する体制の確保を推進するための医療法等の一部を改正する法律（法律第49号）」により，**医師の働き方改革，各医療関係職種の専門性の活用，地域の実情に応じた医療提供体制の確保**を進めるため，長時間労働の医師に対し医療機関が講ずべき健康確保措置等の整備や地域医療構想の実現に向けた医療機関の取組に対する支援の強化等の措置として，医療法等の法改正が行われた．↗

疾病または事業ごとの医療資源・医療連携等に関する現状を把握し，課題の抽出，数値目標の設定，医療連携体制の構築のための具体的な施策等の策定を行い，その進捗状況等を評価し，見直しを行う（PDCA サイクルの推進）．

⑥医療従事者の確保

都道府県に設置してある**地域医療支援センター**では，地域医療に従事する医師のキャリア形成支援と一体的に医師確保が困難な地域の医療機関における医師確保の支援等を行い，医師の地域の偏在の緩和，解消等の取り組みが行われている．

Ⅱ 保健医療関係者

1 医療従事者の法律の概要

現代の医療は高度化・専門化が進んでおり，多くの専門的な知識・技術を有した医療職種の連携が不可欠である．安心・安全な医療提供体制を構築するために，医療を担う各職種について，身分や業態等を定めた法律が制定され，国家資格として位置付けられている．国家試験ではそれぞれの職種に必要な知識および技能について行われ，定められた水準に到達しているものについて資格が与えられる．医療に関連する職種の法律を**表 4-5** に制定された順に示す．

それぞれの法に記載されている内容は，大枠の分類「章」として総則，免許，試験，業務等，罰則等からなる．法律に規定されている内容は，施行令（政令）さらに施行規則（省令）によってより詳細に規定されている．

以下に，主な職種の法律に共通する主な内容について概説する．

1）免許

当該職種の国家試験に合格した者に対し，免許が与えられる．免許は，試験に合格した者の申請により厚生労働省に備えてある当該名簿に記載されたのち交付される．そのほか，免許の取り消しや再交付等についても明記されている．

（1）欠格事由

すべての資格に欠格事由が定められており，欠格事由には**相対的欠格事由**と**絶対的欠格事由**がある．相対的欠格事由は各職種の内容はほぼ同様で，医師法では次のように記載されている．

（医師法）

第 4 条 次の各号のいずれかに該当する者には，免許を与えないことがある．
一 心身の障害により医師の業務を適正に行うことができない者として厚生労働省令で定めるもの
二 麻薬，大麻又はあへんの中毒者
三 罰金以上の刑に処せられた者
四 前号に該当する者を除くほか，医事に関し犯罪又は不正の行為のあった者

医療法等の改正（つづき）

↗ そのなかでタスク・シフト（業務の移管）／タスク・シェア（業務の共同化）を推進し，医師の負担を軽減しつつ，医療関係職種がより専門性を活かせるよう，医療関係職種の業務範囲の見直しが行われ，診療放射線技師法，臨床検査技師等に関する法律，臨床工学技士法，救急救命士法の業務範囲の拡大等が行われた［令和3年（2021年）10月1日施行］．

PDCAサイクル

P：plan（計画），D：do（実施），C：check（評価），A：act（見直し）を繰り返して，継続的に業務を改善していく方法．

表4-5　医療に関連する職種の法律（制定順）

法律	制定年
栄養士法	昭和 22 年（1947 年）
あん摩マッサージ指圧師, はり師, きゅう師等に関する法律	昭和 22 年（1947 年）
医師法	昭和 23 年（1948 年）
歯科医師法	昭和 23 年（1948 年）
保健師助産師看護師法	昭和 23 年（1948 年）
歯科衛生士法	昭和 23 年（1948 年）
診療放射線技師法	昭和 26 年（1951 年）
歯科技工士法	昭和 30 年（1955 年）
臨床検査技師等に関する法律	**昭和 33 年（1958 年）**
薬剤師法	昭和 35 年（1960 年）
理学療法士及び作業療法士法	昭和 40 年（1965 年）
柔道整復師法	昭和 45 年（1970 年）
視能訓練士法	昭和 46 年（1971 年）
臨床工学技士法	昭和 62 年（1987 年）
義肢装具士法	昭和 62 年（1987 年）
社会福祉士及び介護福祉士法	昭和 62 年（1987 年）
救急救命士法	平成 3 年（1991 年）
言語聴覚士法	平成 9 年（1997 年）
精神保健福祉士法	平成 9 年（1997 年）

　絶対的欠格事由が定められている職種は医師, 歯科医師, 薬剤師, 社会福祉士, 介護福祉士, 精神保健福祉士であり, 医師法では次のように記載されている.

（医師法）
第3条　未成年者には, 免許を与えない.

(2) 登録事務および試験事務

　臨床工学技士, 義肢装具士, 歯科衛生士, 救急救命士, あん摩マッサージ指圧師, はり師, きゅう師, 柔道整復師および言語聴覚士については, それぞれの法において, 厚生労働大臣が指定する者に登録事務および試験事務を行わせることができるものと規定され, 指定登録機関または指定試験機関として, 各法人が指定されている.

2) 試験

　試験は, 毎年1回以上, 厚生労働大臣が行い, 試験の問題作成および採点を行わせるために, 職種ごとに厚生労働省内に試験委員が設置されている.

　受験資格は職種によりさまざまであるが, 主たるものは, 医師, 歯科医師, 薬剤師は大学で6年, その他の医療職は専門養成所等で3年以上必要な知識と技能を修得することが求められる（救命救急士, 歯科技工士, 准看護師は2年以上）.

　試験に関して不正の行為があった場合には, 不正行為に関係のある者につい

て，その受験を停止させ，またはその試験を無効とすることができる．この場合においては，その者について，期間を定めて試験を受けることを許さないことができる．

3）業務
各職種に個別に規定された業務については後述する．

（1）業務独占と名称独占
一部の資格は有資格者のみが，独占的にその仕事を行うことができる**業務独占**資格であり，医師，歯科医師，薬剤師，助産師，看護師，診療放射線技師，歯科衛生士，歯科技工士，柔道整復師などが該当する．

臨床検査技師を含む多くの医療職は**名称独占**であり，資格を有していない者は，その職名またはこれに紛らわしい名称を使用してはならない．

（2）診療の補助
保健師助産師看護師法（保助看法）により，看護師，准看護師にはすべての**診療の補助**を行うことが認められ，保助看法第31条，第32条により，看護師，准看護師でない者の実施を禁じている．

一方で，診療放射線技師，理学療法士，作業療法士，臨床検査技師，視能訓練士，臨床工学技士，義肢装具士，救急救命士，言語聴覚士では，各法律において「保健師助産師看護師法第31条第1項及び第32条の規定にかかわらず，診療の補助として○○を行うことを業とすることができる．」の条文により，それぞれの専門領域で診療の補助行為ができる．

（3）チーム医療
各医療職種は，医師または歯科医師の指示，具体的な指示，指導等を受けて定められた業務を行う．多くの医療職種で**チーム医療**について，「業務を行うに当っては，医師その他の医療関係者との緊密な連携を図り，適正な医療の確保に努めなければならない．」と規定されている．

（4）守秘義務
正当な理由がなく，その業務上知り得た人の秘密を漏らしてはならない．当該医療職でなくなった後においても同様である．

4）罰則
試験に関する違反や資格を有していない者がその資格の業務を行った場合，あるいは資格名称を使用した場合，秘密を守る義務に違反した場合などについて罰則が定められている．たとえば，臨床検査技師等に関する法律では業務上知り得た人の秘密を漏らし告訴された場合は50万円以下の罰金に処する（3章参照），診療放射線技師法では，診療放射線技師でない者（医師，歯科医師を除く）が放射線を人体に対して照射した場合，1年以下の懲役もしくは50万円以下の罰金に処し，またはこれを併科する等が規定されている．

 診療の補助
医師または歯科医師の指示の下に行う相対的医行為（→p.64側注）をいう．

 臨床検査技師が行うことができる診療の補助（臨床検査技師等に関する法律 第20条の2）
1. 採血を行うこと．
2. 検体採取を行うこと．
3. 法第2条の厚生労働省令で定める生理学的検査を行うこと．
4. 1～3の行為に関連する行為として厚生労働省令で定めるものを行うこと．

 チーム医療の推進
厚生労働省医政局長より，「医療スタッフの協働・連携によるチーム医療の推進について」（平成22年，医政発0430第1号）が発出された．医師以外の医療スタッフが実施できる業務内容を整理したもの（**表4-6**）で，各医療スタッフがチームとして目的と情報を共有したうえで，医師等による包括的な指示を活用し，各医療スタッフの専門性に積極的に委ねるとともに，医療スタッフ間の連携・補完をいっそう進めることが重要であるとしている．

表4-6　チーム医療を推進する観点から，各医療スタッフが実施することができる業務の例（平成22年，医政発0430第1号）

薬剤師	①医師等と協働して薬剤の処方の変更や検査のオーダの実施． ②医師への薬剤の処方についての積極的な提案． ③在宅を含む薬物療法を受けている患者への薬学的管理． ④薬物の血中濃度や副作用のモニタリング等に基づき，必要に応じて薬剤の変更等の提案． ⑤経過等を確認した上で，医師へ前回の処方内容と同一の提案． ⑥医師等と協働して外来化学療法を受けている患者へのインフォームドコンセントおよび薬学的管理． ⑦入院患者の服薬計画の提案などの薬学的管理． ⑧定期的に副作用の発現の確認等を行うための処方内容を分割した調剤． ⑨抗がん剤等の適切な調剤． ⑩薬剤師以外の医療スタッフからの薬剤の相談への助言．
理学療法士	喀痰等の吸引
作業療法士	①喀痰等の吸引 ②作業療法の範囲の拡大（手芸・工作から，日常生活活動に関するADL訓練や，家事・外出等のIADL訓練など）
言語聴覚士	喀痰等の吸引
管理栄養士	①一般食（常食）の食事内容や形態の決定・変更． ②特別治療食の食事内容や形態について医師への提案． ③医師の包括的な指導を受けて，患者に対する栄養指導の実施． ④経腸栄養療法の際に，医師への経腸栄養剤の選択や変更等の提案．
臨床工学技士	①喀痰等の吸引 ②動脈留置カテーテルからの採血
診療放射線技師	①画像診断における読影の補助 ②放射線検査等に関する説明・相談
その他（歯科医師，看護職員，歯科衛生士，臨床検査技師，介護職員など）	各種業務量の増加や在宅医療の推進等を背景として，各業務の専門家として，積極的に活用することが望まれる．
医療ソーシャルワーカー，診療情報管理士など	医療スタッフ間の連携・補完を推進する観点から，医療スタッフの一員として積極的に活用することが望まれる．
医療クラーク，看護補助者，ポーター，メッセンジャーなどの事務職員	医師等の負担軽減を図る観点から，事務職員も医療スタッフの一員として効果的に活用することが望まれる．

2　医師法

1）目的

　医師は，この法律にもとづき，医療および保健指導を掌ることによって公衆衛生の向上および増進に寄与し，もって国民の健康な生活を確保するものとする．

2）免許

（1）処分等

　医師が絶対的欠格事由となった場合，厚生労働大臣はその免許を取り消す．

　医師が相対的結果事由のいずれかに該当し，または医師としての品位を損するような行為のあったとき，厚生労働大臣は次の処分をすることができる．

　1　戒告

　2　3年以内の医業の停止

　3　免許の取消し

医師の処分の対処となる事案の例

・医師法違反
・薬事法違反
・麻薬及び向精神薬取締法違反，覚せい剤取締法違反，大麻取締法違反
・殺人および傷害
・業務上過失致死（致傷）：①交通事犯，②医療過誤
・猥せつ行為
・贈収賄
・詐欺・窃盗
・文書偽造
・税法違反
・診療報酬の不正請求
など

処分を成すにあたっては，あらかじめ，医道審議会の意見を聞かなければならない．

3）臨床研修

診療に従事しようとする医師は，2年以上，都道府県知事の指定する病院または外国の病院で厚生労働大臣の指定するものにおいて，臨床研修を受けなければならない．

4）業務等

①**業務独占と名称独占**：**医業**を行うのは医師のみであり，医師以外の者が医師または紛らわしい名称を用いることはできない．

②**応召義務**：診察や治療の求めがあった場合には，正当な事由がなければ，これを拒んではならない．

③**診断書等の交付**：診断書，検案書，出生証明書，死産証書の交付の求めがあった場合には，正当の事由がなければ，これを拒んではならない．

④**処方せんの交付**：治療上薬剤を調剤して投与する必要があると認めた場合には，患者またはその看護にあたっている者に対して処方せんを交付しなければならない（除外事項あり）．

⑤**禁止行為**：自ら診察しないで治療を行ったり，診断書・処方せんを交付すること，自ら出産に立ち会わないで出生証明書・死産証書を交付すること，自ら検案をしないで検案書を交付することは禁止されている．

⑥**警察署への届け出**：死体または妊娠4か月以上の死産児を検案して異状があると認めたときは，24時間以内に所轄警察署に届け出なければならない．

⑦**本人または保護者への指導**：診療をしたときは，本人またはその保護者に対し，療養の方法，その他保健の向上に必要な事項の指導をしなければならない．

⑧**診療録への記載と保存**：診療をしたときは，遅滞なく診療に関する事項を診療録に記載しなければならない．**診療録は5年間保存**しなければならない．

3　保健師助産師看護師法
1）目的

保健師，助産師および看護師の資質を向上し，もって医療および公衆衛生の普及向上を図ることを目的とする．

2）業務等

①**保健師とは**：厚生労働大臣の免許を受けて，保健師の名称を用いて，保健指導に従事することを業とする者をいう．保健師でない者は，保健師またはこれに類似する名称を用いて保健指導を行ってはならない（名称独占）．傷病者の療養上の指導を行うに当っては，主治の医師または歯科医師があるときは，

医道審議会

厚生労働省設置法第6条第1項に基づき，厚生労働省に設置される審議会等の一つ．厚生労働大臣の諮問に応じて，医師・歯科医師のほか薬剤師，保健師，助産師，看護師，理学療法士，作業療法士，あん摩マッサージ指圧師，はり師，きゅう師，柔道整復師の行為や診療報酬をめぐる不正をチェックし，免許の取消し・業務停止などの行政処分について審議し，医道の向上に寄与する事項の調査などを行う．そのほか，各種国家試験の内容および合格基準の作成，「看護師等医療従事者の人材確保のための指針」の作成，「死体解剖資格者の認定」などについて答申する等の役割も担っている．

医業

医師法第17条に出てくる「医業」とは，本法のなかでは明確に規定されていないが，厚生労働省からの通知等で，「当該行為を行うに当たり，医師の医学的判断及び技術をもってするのでなければ人体に危害を及ぼし，又は危害を及ぼすおそれのある行為（医行為）を，反復継続する意思をもって行うことである」とされている．

医行為の分類の一つ

絶対的医行為：医師が常に自ら行わなければならないほど高度で危険な行為．
相対的医行為：医師の指示の下に看護師や他の医療職種が補助できる行為．

その指示を受けなければならない．

　②**助産師とは**：厚生労働大臣の免許を受けて，助産または妊婦・じょく婦・新生児の保健指導を行うことを業とする女子をいう．助産師でない者はそれらの業務を行ってはならない（業務独占）．

　③**看護師とは**：厚生労働大臣の免許を受けて，傷病者もしくはじょく婦に対する**療養上の世話**または**診療の補助**を行うことを業とする者をいう．看護師でない者はそれらの業務を行ってはならない（業務独占）．保健師と助産師はこれらの業を行うことができる．

　④**准看護師とは**：都道府県知事の免許を受けて，医師・歯科医師または看護師の指示を受けて，看護師と同様の行為を行うことを業とする者をいう．業務独占．

　⑤**試験**：保健師は保健師国家試験および看護師国家試験，助産師は助産師国家試験および看護師国家試験に合格しなければならない．准看護師試験は都道府県知事が厚生労働大臣の定める基準に従って行う．

　⑥**禁止行為**：保健師，助産師，看護師または准看護師は，主治の医師・歯科医師の指示があった場合以外は，診療機械を使用し，医薬品を授与し，医薬品について指示をし，その他医師・歯科医師が行うのでなければ衛生上危害を生ずるおそれのある行為をしてはならない．

　⑦**特定行為**：診療の補助であって，看護師が手順書により行う場合には，実践的な理解力・思考力・判断力ならびに高度かつ専門的な知識・技能が特に必要とされるものとして厚生労働省令で定めるものをいう（21区分，38行為）．特定行為を行う看護師は，指定研修機関において，当該特定行為の特定行為区分に係る特定行為研修を受けなければならない．

4　診療放射線技師法
1）目的
　診療放射線技師の資格を定めるとともに，その業務が適正に運用されるように規律し，もって医療および公衆衛生の普及および向上に寄与することを目的とする．

2）業務等
　①**放射線とは**：次に掲げる電磁波または粒子線をいう．α線およびβ線，γ線，100万電子V以上のエネルギーを有する電子線，エックス線，その他政令で定める電磁波または粒子線（陽子線および重イオン線，中性子線）．

　②**診療放射線技師とは**：厚生労働大臣の免許を受けて，医師または歯科医師の指示の下に，放射線の人体に対する照射（撮影を含み，照射機器を人体内に挿入して行うものを除く）をすることを業とする者をいう．

　③**業務独占**：医師・歯科医師または診療放射線技師でなければ，放射線の人体に対する照射をしてはならない．

表4-7　診療放射線技師が行える診療の補助

医師・歯科医師の指示の下に行うもの	下記の装置を用いた検査 ・磁気共鳴画像診断装置 ・超音波診断装置 ・眼底写真撮影装置（散瞳薬を投与した者の眼底を撮影するためのものを除く） ・核医学診断装置
医師・歯科医師の具体的な指示を受けて行うもの	法令で認められている検査に関連する行為として厚生労働省令で定めるもの. ・静脈路に造影剤注入装置を接続する行為，造影剤を投与するために当該造影剤注入装置を操作する行為，当該造影剤の投与が終了した後に抜針・止血を行う行為. ・動脈路に造影剤注入装置を接続する行為（動脈路確保のためのものを除く.），造影剤を投与するために当該造影剤注入装置を操作する行為. ・核医学検査のために静脈路に放射性医薬品を投与するための装置を接続する行為，当該放射性医薬品を投与するために当該装置を操作する行為，当該放射性医薬品の投与が終了した後に抜針・止血を行う行為. ・下部消化管検査のために肛門にカテーテルを挿入する行為，当該カテーテルから造影剤・空気を注入する行為，当該カテーテルから空気を吸引する行為. ・画像誘導放射線治療のために肛門にカテーテルを挿入する行為，当該カテーテルから空気を吸引する行為. ・上部消化管検査のために鼻腔に挿入されたカテーテルから造影剤を注入する行為，当該造影剤の注入が終了した後に当該カテーテルを抜去する行為.

表4-8　診療放射線技師が病院・診療所以外で業務を行える場合

医師・歯科医師が診察した患者	・その医師・歯科医師の指示を受け，出張して100万電子V未満のエネルギーを有するエックス線を照射するとき. ・その医師・歯科医師の指示を受け，出張して超音波診断装置その他の画像による診断を行うための装置であって厚生労働省令で定めるものを用いた検査を行うとき.
多数の者の健康診断を一時に行う場合	・胸部エックス線検査（コンピュータ断層撮影装置を用いた検査を除く），マンモグラフィー検査のため，100万電子V未満のエネルギーを有するエックス線を照射するとき. ・医師・歯科医師の立会いの下に100万電子V未満のエネルギーを有するエックス線を照射するとき（胸部エックス線検査，マンモグラフィー検査を除く）.

　④**診療の補助**：診療放射線技師は，放射線の人体に対する照射をする業務のほか，保健師助産師看護師法第31条第1項および第32条の規定にかかわらず，診療の補助として**表4-7**に掲げる行為（画像診断装置を用いた検査等）を行うことを業とすることができる.

　⑤**業務上の制限**：診療放射線技師は，医師・歯科医師の具体的な指示を受けなければ，放射線の人体に対する照射をしてはならない. また，診療放射線技師は，病院・診療所以外の場所においてその業務を行ってはならない. ただし，**表4-8**に掲げる場合は，この限りでない.

　⑥**照射録の作成**：診療放射線技師は，放射線の人体に対する照射をしたとき

表4-9　臨床工学技士が行うことができる診療の補助

生命維持管理装置の操作（医師の具体的な指示を受けて行うものに限る）	・身体への血液，気体，薬剤の注入 ・身体からの血液，気体の抜き取り（採血を含む.） ・身体への電気的刺激の負荷
医療用の装置の操作（医師の具体的な指示を受けて行うものに限る）	・手術室・集中治療室で生命維持管理装置を用いて行う治療における静脈路への輸液ポンプ・シリンジポンプの接続，薬剤を投与するための当該輸液ポンプ・当該シリンジポンプの操作，当該薬剤の投与が終了した後の抜針・止血 ・生命維持管理装置を用いて行う心臓・血管に係るカテーテル治療における身体に電気的刺激を負荷するための装置の操作 ・手術室で生命維持管理装置を用いて行う鏡視下手術における体内に挿入されている内視鏡用ビデオカメラの保持，手術野に対する視野を確保するための当該内視鏡用ビデオカメラの操作

は，遅滞なく厚生労働省令で定める事項を記載した照射録を作成し，その照射について指示をした医師・歯科医師の署名を受けなければならない.

　⑦**がん検診での医師の立会い**：国が受診を推奨する5つのがん検診（胃がん，子宮頸がん，肺がん，乳がん，大腸がん）のうち，エックス線検査を用いるのは肺がん検診，胃がん検診，乳がん検診であるが，病院・診療所以外で多数の者の健康診断を一時に行う場合，胸部エックス線検査およびマンモグラフィー検査（乳房エックス線検査）の実施の際には医師の立会いは不要である.胃がん検診に関しては「ほかに医療行為がある」こと（造影剤の投与）を理由に立会いは必要とされている.

5　臨床工学技士法
1）目的
　臨床工学技士の資格を定めるとともに，その業務が適正に運用されるように規律し，もって医療の普及および向上に寄与することを目的とする.

2）業務等
　①**生命維持管理装置とは**：人の呼吸，循環・代謝の機能の一部を代替し，または補助することが目的とされている装置をいう.

　②**臨床工学技士とは**：厚生労働大臣の免許を受けて，臨床工学技士の名称を用いて，医師の指示の下に，生命維持管理装置の操作（生命維持管理装置の先端部の身体への接続または身体からの除去であって政令で定める以下ものを含む）および保守点検を行うことを業とする者をいう.

　○人工呼吸装置のマウスピース，鼻カニューレその他の先端部の身体への接続または身体からの除去（気管への接続または気管からの除去にあっては，あらかじめ接続用に形成された気管の部分への接続または当該部分からの除去に限る）.

　○血液浄化装置の穿刺針その他の先端部のシャント，表在化された動脈・表在静脈への接続またはシャント，表在化された動脈・表在静脈からの除去.

> **乳がん検診の指針の改正**
>
> 乳がんの集団検診において，これまでは視診および触診（視触診）の医行為があったため医師の立会いが必要であったが，平成28年（2016年）2月より視触診が推奨されなくなり，令和3年（2021年）10月1日に乳がん検診の指針が改正された.診療放射線技師法も改正され，診療放射線技師による医師の立会いなしでのマンモグラフィー検査が実施可能となった.

○生命維持管理装置の導出電極の皮膚への接続または皮膚からの除去.

③**診療の補助**：臨床工学技士は，保健師助産師看護師法第31条第1項および第32条の規定にかかわらず，診療の補助として**表 4-9**の生命維持管理装置の操作および生命維持管理装置を用いた治療において，当該治療に関連する医療用の装置（生命維持管理装置を除く.）の操作（当該医療用の装置の先端部の身体への接続または身体からの除去を含む.）として，厚生労働省令で定めるもの（医師の具体的な指示を受けて行うものに限る.）を行うことを業とすることができる.

6 理学療法士及び作業療法士法

1）目的

理学療法士および作業療法士の資格を定めるとともに，その業務が，適正に運用されるように規律し，もって医療の普及および向上に寄与することを目的とする.

2）業務等

①**理学療法とは**：身体に障害のある者に対し，主としてその基本的動作能力の回復を図るため，治療体操その他の運動を行わせ，および電気刺激，マッサージ，温熱その他の物理的手段を加えることをいう.

②**作業療法とは**：身体または精神に障害のある者に対し，主としてその応用的動作能力または社会的適応能力の回復を図るため，手芸，工作その他の作業を行わせることをいう.

③**理学療法士とは**：厚生労働大臣の免許を受けて，理学療法士の名称を用いて，医師の指示の下に，理学療法を行うことを業とする者をいう.

④**作業療法士とは**：厚生労働大臣の免許を受けて，作業療法士の名称を用いて，医師の指示の下に，作業療法を行うことを業とする者をいう.

⑤**診療の補助**：理学療法士・作業療法士は，保健師助産師看護師法第31条第1項および第32条の規定にかかわらず，診療の補助として理学療法・作業療法を行うことを業とすることができる.

⑥**理学療法として行うマッサージ**：理学療法士が，病院・診療所において，または医師の具体的な指示を受けて，理学療法として行うマッサージについては，あん摩マッサージ指圧師，はり師，きゅう師等に関する法律第1条の規定は適用しない.

7 視能訓練士法

1）目的

視能訓練士の資格を定めるとともに，その業務が適正に運用されるように規律し，もって医療の普及および向上に寄与することを目的とする.

 あん摩マツサージ指圧師,はり師,きゆう師等に関する法律第1条

医師以外の者があん摩，マツサージもしくは指圧，はりまたはきゆうを業としようとする者は，それぞれ，あん摩マツサージ指圧師免許，はり師免許またはきゆう師免許を受けなければならない.

2）業務等

①**視能訓練士とは**：厚生労働大臣の免許を受けて，視能訓練士の名称を用いて，医師の指示の下に，両眼視機能に障害のある者に対するその両眼視機能の回復のための矯正訓練とこれに必要な検査を行うことを業とする者をいう．視能訓練士は，これらのほか，視能訓練士の名称を用いて，医師の指示の下に，眼科に係る検査［人体に影響を及ぼす程度が高い検査として厚生労働省令で定める涙道通水通色素検査（色素を点眼するものを除く）を除く．以下，「眼科検査」という］を行うことを業とすることができる．

②**診療の補助**：視能訓練士は，保健師助産師看護師法第31条第1項および第32条の規定にかかわらず，診療の補助として両眼視機能の回復のための矯正訓練とこれに必要な検査，眼科検査を行うことを業とすることができる．

③**禁止行為**：視能訓練士は，医師の具体的な指示を受けなければ，厚生労働省令で定める以下の矯正訓練または検査を行ってはならない．

矯正訓練，抑制除去訓練法，異常対応矯正法，眩惑刺激法，残像法検査，散瞳薬の使用，眼底写真撮影，網膜電図検査，眼球電図検査，眼振電図検査，視覚誘発脳波検査

8 義肢装具士法

1）目的

義肢装具士の資格を定めるとともに，その業務が適正に運用されるように規律し，もって医療の普及および向上に寄与することを目的とする．

2）業務等

①**義肢とは**：上肢・下肢の全部または一部に欠損のある者に装着して，その欠損を補てんし，またはその欠損により失われた機能を代替するための器具器械をいう．

②**装具とは**：上肢・下肢の全部もしくは一部，または体幹の機能に障害のある者に装着して，当該機能の回復，機能低下の抑制，当該機能の補完のための器具器械をいう．

③**義肢装具士とは**：厚生労働大臣の免許を受けて，義肢装具士の名称を用いて，医師の指示の下に，義肢・装具の装着部位の採型，義肢・装具の製作，身体への適合を行うことを業とする者をいう．

④**診療の補助**：義肢装具士は，保健師助産師看護師法第31条第1項および第32条の規定にかかわらず，診療の補助として義肢・装具の装着部位の採型，義肢・装具の身体への適合を行うことを業とすることができる．

⑤**禁止行為**：義肢装具士は，医師の具体的な指示を受けなければ，厚生労働省令で定める以下の義肢・装具の装着部位の採型，義肢・装具の身体への適合を行ってはならない．

○手術直後の患部の採型および当該患部への適合．

表4-10　救急救命士が医師の具体的指示を受けて行うことができる処置とその患者状態

	心臓機能停止および呼吸機能停止の状態	心臓機能停止または呼吸機能停止の状態	心肺機能　停止前
乳酸リンゲル液を用いた静脈路確保のための輸液	○	○	
食道閉鎖式エアウェイ，ラリンゲアルマスクによる気道確保	○	○	
気管内チューブによる気道確保	○		
エピネフリンの投与	○	心臓機能停止の場合のみ○	
乳酸リンゲル液を用いた静脈路確保および輸液			○
ブドウ糖溶液の投与			○

○ギプスで固定されている患部の採型および当該患部への適合.

9　救急救命士法

1）目的

　救急救命士の資格を定めるとともに，その業務が適正に運用されるように規律し，もって医療の普及および向上に寄与することを目的とする.

2）業務等

　①**救急救命処置とは**：その症状が著しく悪化するおそれがあり，もしくはその生命が危険な状態にある傷病者（重度傷病者）が病院・診療所に搬送されるまでの間，または重度傷病者が病院・診療所に到着し入院するまでの間（当該重度傷病者が入院しない場合は，病院・診療所に到着しそこに滞在している間）に，当該重度傷病者に対して行われる気道の確保，心拍の回復その他の処置であって，当該重度傷病者の症状の著しい悪化を防止し，またはその生命の危険を回避するために緊急に必要なものをいう.

　②**救急救命士とは**：厚生労働大臣の免許を受けて，救急救命士の名称を用いて，医師の指示の下に，救急救命処置を行うことを業とする者をいう.

　③**診療の補助**：救急救命士は，保健師助産師看護師法第31条第1項および第32条の規定にかかわらず，診療の補助として救急救命処置を行うことを業とすることができる.

　④**特定行為等の制限**

　○救急救命士は，医師の具体的な指示を受けなければ，厚生労働省令で定める**表4-10**の救急救命処置を行ってはならない.

　○救急救命士は，医師の指示を受けるために必要な通信設備その他の救急救命処置を適正に行うために必要な構造設備を有した，救急用自動車・船舶・航空機以外の場所においてその業務を行ってはならない. ただし，病院・

救急救命処置の範囲

自動体外式除細動器による除細動，乳酸リンゲル液を用いた静脈路確保のための輸液，気管内チューブによる気道確保，心電図の記録等，33項目の処置が認められている.

診療所への搬送のため重度傷病者を救急用自動車等に乗せるまでの間，または重度傷病者が病院・診療所に到着し入院するまでの間において救急救命処置を行うことが必要と認められる場合は，この限りでない．

○病院・診療所に勤務する救急救命士は，重度傷病者が当該病院・診療所に到着し入院するまでの間において救急救命処置を行おうとするときは，あらかじめ，厚生労働省令で定めるところにより，当該病院・診療所の管理者が実施する医師その他の医療従事者との緊密な連携の促進に関する事項，その他の重度傷病者が当該病院・診療所に到着し入院するまでの間において救急救命士が救急救命処置を行うために必要な事項として以下に示す厚生労働省令で定める事項に関する研修を受けなければならない．

(1) 医師その他の医療従事者との緊密な連携の促進に関する事項
(2) 傷病者に係る安全管理に関する事項，医薬品・医療資機材に係る安全管理に関する事項その他の医療に係る安全管理に関する事項
(3) 院内感染対策に関する事項

10　言語聴覚士法

1）目的

　言語聴覚士の資格を定めるとともに，その業務が適正に運用されるように規律し，もって医療の普及および向上に寄与することを目的とする．

2）業務等

　①**言語聴覚士とは**：厚生労働大臣の免許を受けて，言語聴覚士の名称を用いて，音声機能，言語機能または聴覚に障害のある者についてその機能の維持向上を図るため，言語訓練その他の訓練，これに必要な検査および助言，指導その他の援助を行うことを業とする者をいう．

　②**診療の補助**：言語聴覚士は，保健師助産師看護師法第31条第1項および第32条の規定にかかわらず，診療の補助として，医師または歯科医師の指示の下に，嚥下訓練，人工内耳の調整その他厚生労働省令で定める以下の行為を行うことを業とすることができる．

　機器を用いる聴力検査，聴性脳幹反応検査，眼振電図検査，重心動揺計検査，音声機能に係る検査および訓練，言語機能に係る検査および訓練，耳型の採型，補聴器装用訓練

　③言語聴覚士は，その業務を行うに当たって，音声機能，言語機能または聴覚に障害のある者に主治の医師・歯科医師があるときは，その指導を受けなければならない．また，その業務を行うに当たっては，音声機能，言語機能または聴覚に障害のある者の福祉に関する業務を行う者，その他の関係者との連携を保たなければならない．

11　薬剤師法
1）目的
　薬剤師は，調剤，医薬品の供給その他薬事衛生をつかさどることによって，公衆衛生の向上および増進に寄与し，もって国民の健康な生活を確保するものとする．

2）業務等
　①**業務独占**：薬剤師でない者は，販売または授与の目的で調剤してはならない．ただし，医師・歯科医師が自ら診療した患者に対し，自己の処方せんで自ら調剤するとき，または獣医師が自己の処方せんにより自ら調剤するときなどは，調剤が許される．
　②**調剤の求めに応ずる義務**：調剤に従事する薬剤師は，調剤の求めがあった場合には，正当な理由がなければ，これを拒んではならない．
　③**処方せんによる調剤**：薬剤師は，医師・歯科医師・獣医師の処方せんによらなければ，販売または授与の目的で調剤してはならない．薬剤師は，処方せんに記載された医薬品につき，その処方せんを交付した医師・歯科医師・獣医師の同意を得た場合を除くほか，これを変更して調剤してはならない．
　④**処方せん中の疑義**：薬剤師は，処方せん中に疑わしい点があるときは，その処方せんを交付した医師・歯科医師・獣医師に問い合わせて，その疑わしい点を確かめた後でなければ，これによって調剤してはならない．
　⑤**処方せんの保存**：薬局開設者は，当該薬局で調剤済みとなった処方せんを，調剤済みとなった日から3年間，保存しなければならない．

12　栄養士法
1）業務等
　①**栄養士とは**：栄養士の名称を用いて栄養の指導に従事することを業とする者をいう．
　②**管理栄養士とは**：管理栄養士の名称を用いて，傷病者に対する療養のため必要な栄養の指導，個人の身体の状況，栄養状態等に応じた高度の専門的知識および技術を要する健康の保持増進のための栄養の指導，ならびに特定多数人に対して継続的に食事を供給する施設における利用者の身体の状況，栄養状態，利用の状況等に応じた特別の配慮を必要とする給食管理およびこれらの施設に対する栄養改善上必要な指導等を行うことを業とする者をいう．管理栄養士は，傷病者に対する療養のため必要な栄養の指導を行うに当たっては，主治の医師の指導を受けなければならない．

2）免許
　①**栄養士の免許**：厚生労働大臣の指定した栄養士の養成施設において2年以上栄養士として必要な知識および技能を修得した者に対して，都道府県知事

が与える.

　②**管理栄養士の免許**：管理栄養士国家試験に合格した者に対して，厚生労働大臣が与える．管理栄養士国家試験は，栄養士であって栄養士法で定められたものでなければ，受けることができない（例：修業年限が2年である養成施設を卒業して栄養士の免許を受けた後，厚生労働省令で定める施設において3年以上栄養の指導に従事した者）．

Ⅲ　その他の医事法規

1　死体解剖保存法

1）目的

　死体（妊娠4か月以上の死胎を含む）の解剖・保存や死因調査の適正を期することによって公衆衛生の向上を図るとともに，医学（歯学を含む）の教育または研究に資することを目的とする．

2）解剖の実施

　死体の解剖をしようとする者は，あらかじめ，解剖をしようとする地の**保健所長の許可**を受けなければならない．保健所長は，公衆衛生の向上，医学の教育・研究のため特に必要があると認められる場合でなければ，許可を与えてはならない．

　ただし，次に該当する場合は，保健所長の許可は不要である．

　①死体の解剖に関し相当の学識技能を有する医師・歯科医師・臨床検査技師等であって，厚生労働大臣が適当と認定（死体解剖資格認定要領による死体解剖資格）したものが解剖する場合．

　②医学に関する大学の解剖学，病理学，法医学の教授や准教授が解剖する場合．

　③都道府県知事の指示により，伝染病・中毒・災害により死亡した疑いのある死体，その他死因の明らかでない死体について，その死因を明らかにするために解剖する場合．

　④刑事訴訟法，食品衛生法，検疫法，警察等が取り扱う死体の死因または身元の調査等に関する法律の規定により解剖する場合．

臨床検査技師が実施可能な病理解剖
第3章の**表3-10**（p.37）脚注を参照．

3）解剖の種類

　表4-11に示すように，**系統解剖，病理解剖，行政解剖，司法解剖**がある．

4）解剖の承諾

　死体の解剖をしようとする者は，**遺族の承諾**を受けなければならない．ただし，次の各号のいずれかに該当する場合においては，この限りでない．

　①死亡確認後30日を経過しても，なおその死体について引取者のない場合.

表4-11　解剖の種類等

種類			目的	遺族の承諾
系統解剖			人体の構造を知るために，医学生の実習の一つとして行われる解剖	必要
病理解剖			病気で亡くなったヒトを対象にして，臨床診断の妥当性，治療の効果の判定，直接死因の解明などを目的に行われる解剖	必要
法医解剖	司法解剖		犯罪性のある死体またはその疑いのある死体の死因などを究明するために行われる解剖	不要
	行政解剖	監察医解剖	犯罪とは無関係の死因不明の死体を解剖して死因を明らかにすること（監察医制度施行地域）	不要
		承諾解剖	犯罪とは無関係の死因不明の死体を解剖して死因を明らかにすること（監察医制度非施行地域）	必要

監察医制度施行地域：東京23区内，横浜市，名古屋市，大阪市および神戸市

②2人以上の医師（うち1人は歯科医師であってもよい）が診療中であった患者が死亡した場合において，主治の医師を含む2人以上の診療中の医師・歯科医師がその死因を明らかにするため特にその解剖の必要を認め，かつ，その遺族の所在が不明であり，または遺族が遠隔の地に居住する等の事由により遺族の諾否の判明するのを待っていてはその解剖の目的がほとんど達せられないことが明らかな場合．
③刑事訴訟法，食品衛生法，検疫法などの規定により解剖する場合．　　など

※病理解剖での臨床検査技師の役割

　死体解剖保存法では臨床検査技師についての条文はないが，「病理解剖指針について」（昭和63年，健政発第693号）の病理解剖指針（医道審議会死体解剖資格審査部会申し合せ）の「病理解剖医の責務」のなかで，病理解剖医の役割と，臨床検査技師，看護師等医学的知識・技能を有する解剖補助者（臨床検査技師等）の役割について規定されている．

　そのなかで，**臨床検査技師等は，病理解剖医の適切な指導監督の下，開頭，血液等の採取，摘出した臓器からの肉眼標本の作製や縫合等の医学的行為を行うことができる**とされる．また，「病理解剖医は，これらの医学的行為については臨床検査技師等以外を解剖にかかわらせることがないよう十分に注意すべき」とされ，臨床検査技師が剖検介助を行う法的根拠となっている．

2　個人情報の保護に関する法律
1）目的

　個人情報の適正な取扱いに関し，基本理念および政府による基本方針の作成，その他の個人情報の保護に関する施策の基本となる事項を定め，国や地方公共団体の責務等を明らかにするとともに，個人情報を取り扱う事業者の遵守すべき義務等を定めることにより，個人情報の適正かつ効果的な活用が新たな産業の創出や活力ある経済社会・豊かな国民生活の実現に資するものであること，

表4-12　個人情報の種類

種類	定義	例
個人情報	特定の個人を識別	氏名，電話番号，メールアドレス
	ほかの情報と容易に照会でき，個人を識別可能な情報	通し番号を附番した患者リストと，その通し番号で作成した各患者の疾患リスト
個人識別符号	身体的特徴などをデータ化したもの	DNA，顔，虹彩，声紋，歩行の態様，手指の静脈，指紋・掌紋
	行政機関などが個人に振り分けた符号	パスポート番号，基礎年金番号，免許証番号，住民票コード，マイナンバー，各種保険証等
要配慮個人情報	差別や偏見を生じないよう取扱いに特に配慮を必要とする個人情報	人種，信条，社会的身分，病歴，犯罪の経歴，身体障害・知的障害・精神障害等の障害があること，健康診断その他の検査の結果，保健指導，診療・調剤情報

表4-13　個人情報の安全管理

組織的安全管理措置	・組織体制の整備 ・個人データの取扱いに係る規律に従った運用 ・個人データの取扱状況を確認する手段の整備 ・漏洩等の事案に対応する体制の整備 ・取扱状況の把握および安全管理措置の見直し
人的安全管理措置	・従業者の教育
物理的安全管理措置	・個人データを取り扱う区域の管理 ・機器および電子媒体等の盗難等の防止 ・電子媒体等を持ち運ぶ場合の漏洩等の防止 ・個人データの削除および機器，電子媒体等の廃棄
技術的安全管理措置	・アクセス制御 ・アクセス者の識別と認証 ・外部からの不正アクセス等の防止 ・情報システムの使用に伴う漏洩等の防止

その他の個人情報の有用性に配慮しつつ，個人の権利利益を保護することを目的とする．

2）個人情報の種類

　主な個人情報の種類について**表 4-12** に示す．

3）個人情報取扱事業者の義務等

　①個人情報の利用目的の特定，目的外利用の禁止

　②適正な取得，取得時の利用目的の通知等

　③個人データ内容の正確性の確保

　④安全管理措置，従業者・委託先の監督

　⑤第三者提供の制限

　⑥利用目的の公表・通知，開示，訂正，利用停止等

個人情報取扱事業者

取り扱う個人情報の数に関わらず，たとえば紙やデータで名簿を管理している事業者は，すべて「個人情報取扱事業者」となり，法の対象になる．「事業者」には，法人に限らず，マンションの管理組合，町内会や同窓会などの非営利組織も含まれる．医療機関は患者に関する多くの個人情報を取り扱うため，その管理には十分な配慮が求められる．

4）個人情報の安全管理

個人データの適正な取扱いの確保について組織として取り組むために，基本方針や個人データの取扱いに係る規定を策定することが重要である．また，その他，具体的な講ずべき措置は**表4-13**のものがある．

5）個人情報の漏洩等に対し講ずべき措置

個人データの漏洩等の事案が発覚した場合に講ずべき措置としては，次があげられる．
　①事業者内部における報告，被害の拡大防止
　②事実関係の調査，原因の究明
　③影響範囲の特定
　④再発防止策の検討・実施
　⑤影響を受ける可能性のある本人への連絡等
　⑥事実関係，再発防止策の公表

3　臨床研究法

1）目的

臨床研究の実施の手続，認定臨床研究審査委員会による審査意見業務の適切な実施のための措置，臨床研究に関する資金等の提供に関する情報の公表の制度等を定めることにより，臨床研究の対象者をはじめとする国民の臨床研究に対する信頼の確保を図ることを通じてその実施を推進し，もって保健衛生の向上に寄与することを目的とする．

治験以外の医薬品等の臨床研究が臨床研究法の対象で，手術・手技の臨床研究，一般的な臨床研究は対象外である．

2）臨床研究の実施に関する手続き

（1）特定臨床研究の実施に係る措置

①特定臨床研究を実施する者に対して，モニタリング・監査の実施，利益相反の管理等の実施基準の遵守およびインフォームド・コンセントの取得，個人情報の保護，記録の保存等を義務付けた．

②特定臨床研究を実施する者に対して，実施計画による実施の適否等について，厚生労働大臣の認定を受けた認定臨床研究審査委員会の意見を聴いたうえで，厚生労働大臣に提出することを義務付けた．

③特定臨床研究以外の臨床研究を実施する者に対して，①の実施基準等の遵守および②の認定臨床研究審査委員会への意見聴取に努めることを義務付けた．

（2）重篤な疾病等が発生した場合の報告

特定臨床研究を実施する者に対して，特定臨床研究に起因すると疑われる疾病等が発生した場合，認定臨床研究審査委員会に報告して意見を聴くとともに，

 臨床研究法制定の背景

平成25〜26年（2013〜2014年）にかけ，臨床研究に関する不適切な事案が生じた．それらの試験のなかには，複数の大学機関が関連していた臨床研究においてデータ操作があり，試験結果の信頼性や研究者と企業との利益相反（COI）に関して大きな問題となった．これらの研究不正等を背景として，臨床研究法が制定された．

 特定臨床研究

①医薬品医療機器等法における未承認・適応外の医薬品等の臨床研究
②製薬企業等から資金提供を受けて実施される当該製薬企業等の医薬品等の臨床研究

厚生労働大臣にも報告することを義務付けた.

(3) 実施基準違反に対する指導・監督

①厚生労働大臣は改善命令を行い，これに従わない場合には特定臨床研究の停止等を命じることができる.

②厚生労働大臣は，保健衛生上の危害の発生・拡大防止のために必要な場合には，改善命令を経ることなく特定臨床研究の停止等を命じることができる.

3) 製薬企業等の講ずべき措置

①製薬企業等に対して，当該製薬企業等の医薬品等の臨床研究に対して資金を提供する際の契約の締結を義務付けた.

②製薬企業等に対して，当該製薬企業等の医薬品等の臨床研究に関する資金提供の情報等（詳細は厚生労働省令で規定）の公表を義務付けた.

第**5**章　薬事法規

1　医薬品，医療機器等の品質，有効性及び安全性の確保等に関する法律〈医薬品医療機器等法〉

1）目的

　この法律の規制対象は，**医薬品，医薬部外品，化粧品，医療機器および再生医療等製品**である．同法はこれらの品質，有効性および安全性の確保と保健衛生上の規制，研究開発促進を行うことで，保健衛生の向上を図ることを目的としている．

2）規制対象

　①**医薬品**：人・動物の疾患の診断，治療，予防に用いられ，日本薬局方に収載されているもの．

　②**医薬部外品**：厚生労働大臣が指定し，吐きけ・不快感，口臭・体臭の防止，あせも・ただれ等の防止，脱毛の防止，育毛・除毛を目的としたもので，人体に対する作用が緩和なもの．

　③**化粧品**：人の身体を清潔にし，美化し，魅力を増し，容貌を変え，皮膚・毛髪を健やかに保つために身体に塗擦，散布する方法で使用され，人体に対する作用が緩和なもの．

　④**医療機器**：人・動物の疾病の診断，治療もしくは予防に使用される機械器具等．

　⑤**再生医療等製品**：医療または獣医療に使用され，人・動物の細胞に培養，その他の加工を施したもの．

3）内容

（1）薬局

　薬局とは，薬剤師が販売・授与の目的で調剤の業務を行う場所（医薬品の販売業をあわせ行う場合にはその場所を含む）をいい，病院・診療所・飼育動物診療施設の調剤所を除くとされる．

　薬局は，その所在地の都道府県知事の許可を受けなければ開設することができず，また薬局の名称も使用することができない．また，薬局開設者が薬剤師であるときは，自らその薬局を実地に管理しなければならない．薬局開設者が薬剤師でないときは，その薬局において薬事に関する実務に従事する薬剤師のうちから薬局の管理者を指定して，その薬局を実地に管理させなければならない．

独立行政法人 医薬品医療機器総合機構（Pharmaceuticals and Medical Devices Agency；PMDA）

医薬品医療機器等法に基づいた厚生労働省所管の機関で，国民保健の向上に貢献することを目的とする．その任務は以下のとおりである．①健康被害救済：医薬品の副作用や生物由来製品を介した感染等による健康被害に対する救済．②承認審査：医薬品や医療機器などの品質，有効性および安全性についての指導・審査．③安全対策：市販後の安全性に関する情報収集，分析，提供．

日本薬局方

日本薬局方は，医薬品医療機器等法第41条により，医薬品の性状および品質の適正を図るため，厚生労働大臣が薬事・食品衛生審議会の意見を聴取して定めた医薬品の規格基準書である．

医療従事者による安全性確保対策が必要なもの

生物由来製品：主に動物に由来する原料または材料を用いた製品で，ワクチン，遺伝子組換え製品，動物成分抽出医薬品などがある．製品に由来すると疑われる感染症等が発生した場合には厚生労働省への報告が必要となる．
特定生物由来製品：輸血用血液製剤，人胎盤抽出物が対象となる．医療従事者は患者への適切な説明，使

（2）製造販売業の許可

医薬品，医薬部外品，化粧品の種類に応じ，厚生労働大臣の許可を受けた者でなければ，製造販売をしてはならない．

（3）緊急承認制度

緊急時に健康被害の拡大を防止するため，当該医薬品等の使用以外に適当な方法がない場合は，安全性を確認したうえで，有効性が推定できれば2年以内の期限をつけて承認することができることとした．なお，承認後も厚生労働省令で定める調査（当該医薬品等の有効性の確認，副作用の情報収集など）を行い，期限内に厚生労働大臣に報告しなければならない．専門家による評価を受けて安全性の確保を図り，場合によっては承認が取り消されることもある．

2　毒物及び劇物取締法

1）目的

化学物質は研究用試薬として，また一般工業用，医薬品や農薬の製造に利用されている．しかしながら，化学物質のなかには生体への影響が強いものがあり，この法律はこれらを毒物，劇物，さらに特定毒物として指定し，保健衛生上の必要な取締りを行うことを目的としている．

2）内容

（1）毒物，劇物，特定毒物

劇物よりも生体への影響が強いものが**毒物**であり，これらを含有する物質のうち，著しい毒性を有するものが**特定毒物**である（**表5-1**）．また，これらの製造，輸入，販売，授与，使用については所管の長（所在地の都道府県知事等）への登録や許可など，一定の条件を満たす必要がある．

（2）表示

毒物，劇物の容器や包装には「**医薬用外**」の文字と，毒物については**赤地に白字で「毒物」**，劇物については**白地に赤字で「劇物」**を表示しなければならない（**図5-1**）．

（3）毒劇物取扱責任者

毒物劇物営業者（製造業者，輸入業者，販売業者）は，毒物または劇物を取り扱う製造所・営業所・店舗ごとに専任の毒物劇物取扱責任者を置き，保健衛生上の危害の防止に努めなければならない．

毒物劇物取扱責任者となることができるのは，①薬剤師，②厚生労働省令で定める学校で，応用化学に関する学課を修了した者，③都道府県知事が行う毒物劇物取扱者試験に合格した者である．

（4）毒劇物の取扱い

毒物劇物営業者および特定毒物研究者は，毒物または劇物の盗難，紛失を防ぐための必要な措置を取らなければならない．

医療従事者による安全性確保対策が必要なもの（つづき）

使用記録の作成・保管，感染症等情報の報告が必要となる．

生物由来製品感染等被害救済制度

生物由来製品等を適正に使用したにもかかわらず感染等により，健康被害を受けた人の救済給付を行う制度．

緊急承認制度

新型コロナウイルス感染症への対応において，治療薬やワクチンを迅速に供給するため，海外で流通している治療薬を対象に，有効性と安全性の両方を早急に確認する「特例承認」を行ってきた．一方，より早期に承認できれば，さらに有効な感染症対策が行える可能性があることから，海外で流通していない医薬品等も対象とし，安全性の確認を前提としたうえで，有効性が推定されれば承認することを可能にした．

表5-1　主な毒物，劇物と特定毒物

毒　物	四アルキル鉛，シアン化水素，シアン化ナトリウム，水銀，セレン，チオセミカルバジド，砒素など
劇　物	アニリン，アンモニア，過酸化水素，クレゾール，クロロホルム，硝酸，水酸化ナトリウム，フェノール，メタノール，硫酸など
特定毒物	四アルキル鉛など，毒物のなかで特に毒性が強いもの

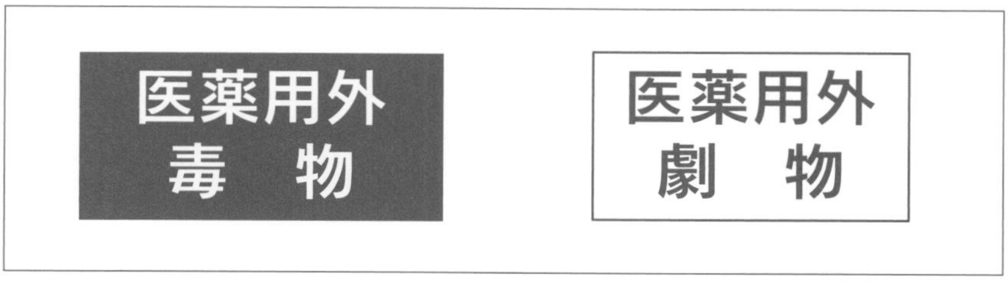

医薬用外
毒　物

医薬用外
劇　物

図5-1　毒物と劇物の表示例

（5）廃棄

　毒物・劇物の廃棄の方法について，技術上の基準に従わなければ廃棄できない．

（6）運搬等

　保健衛生上の危害を防止する必要があるときは，毒物・劇物の運搬・貯蔵，その他の取扱いについて，技術上の基準を定めることができる．

（7）事故の際の措置

　毒物劇物営業者および特定毒物研究者は，毒物・劇物が外部に漏れ出し，保健衛生上の危害が及ぶと思われる場合，保健所，警察署，または消防機関に届け出るとともに，危害の防止に努めなければならない．また，毒物・劇物が盗難・紛失にあったときは，警察署に届け出なければならない．

3　麻薬及び向精神薬取締法
1）目的

　麻薬は優れた鎮痛効果があるため，終末期医療の現場ではがん患者の疼痛緩和に利用されている．しかしながら，健常者の濫用は麻薬中毒，薬物依存症を引き起こす．向精神薬は中枢神経に作用し，抗うつ薬，抗不安薬，睡眠導入剤などとして使用される．いずれも身体および精神に大きな影響を与えるため，その取扱いは同法によって厳重に管理されている．

2）内容

　対象となる麻薬，向精神薬を表5-2に示す．
　麻薬の取扱いが認められている麻薬取扱者は，都道府県知事または厚生労働大臣の免許が必要である．医療機関などで麻薬の使用が認められている者を麻薬施用者といい，医師，歯科医師，獣医師が取得できる．また，麻薬管理者は医師，歯科医師，獣医師，薬剤師が取得できる．

表5-2　主な麻薬と向精神薬

麻　薬	コカインその他エクゴニンのエステルおよびその塩類，コカ葉，コデイン，エチルモルヒネその他モルヒネのエーテルおよびその塩類，ジアセチルモルヒネ（別名ヘロイン）その他モルヒネのエステルおよびその塩類，など
向精神薬	5-エチル-5-フェニルバルビツール酸（別名フェノバルビタール）およびその塩類，5・5-ジエチルバルビツール酸（別名バルビタール）およびその塩類，など
その他	あへん，けしがら，麻薬原料植物［エリスロキシロン・コカ・ラム（和名コカ），エリスロキシロン・ノヴォグラナテンセ・ヒエロン，パパヴェル・ブラクテアツム・リンドル（和名ハカマオニゲシ）］，麻薬向精神薬原料，など

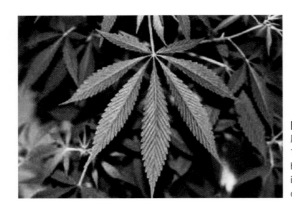

図5-2　大麻(*Cannabis sativa*)
厚生労働省ホームページ「大麻に関する正しい知識」パンフレットより
https://www.mhlw.go.jp/bunya/iyakuhin/yakubuturanyou/taima01/dl/pamphlet.pdf

　向精神薬の取扱いが認められている**向精神薬取扱者**は，都道府県知事または厚生労働大臣の免許が必要である．

4　大麻取締法
1）目的
　この法律で「大麻」とは大麻草（*Cannabis sativa L.*）とその製品をいい，大麻草の成熟した茎とその製品（樹脂を除く）および大麻草の種子とその製品を除くと定義されている．
　大麻（**図5-2**）はアサ科の植物で，古くからその繊維は麻紙，麻布，麻袋などとして利用されてきた．大麻の葉や穂を乾燥または樹脂化したものには**テトラヒドロカンナビノール**という薬理作用を示す物質が含まれており，幻覚作用，記憶への影響，学習能力低下等をきたすことが知られている．医療用として一部の地域で使用が承認されている一方，わが国ではその有効性や安全性についての証明が不十分であり，同法によって規定が設けられている．

2）内容
　大麻の取扱いが認められている**大麻取扱者**には，繊維や種子の採取を目的とした**大麻栽培者**と，研究を目的とした**大麻研究者**があり，いずれも都道府県知事の免許を受けなければならない．免許の有効期間は，免許の日からその年の12月31日までである．

（1）大麻取扱禁止行為

〈すべての人が対象〉

①大麻の輸入，輸出．

②大麻から製造された医薬品の施用，または施用のための交付．

③大麻から製造された医薬品の施用を受けること．

④医事，薬事または自然科学に関する新聞または雑誌以外への大麻に関する広告．

〈大麻取扱者が対象〉

⑤大麻栽培者による大麻取扱者以外への譲渡，栽培地外への持ち出し（都道府県知事の許可を受けたときは可）．

⑥大麻研究者による譲渡（他の大麻研究者への譲渡は厚生労働大臣の許可が必要）．

5　覚醒剤取締法

1）目的

　覚醒剤の濫用による保健衛生上の危害を防止するため，覚醒剤および覚醒剤原料の輸入，輸出，所持，製造，譲渡，譲受および使用に関して必要な取締りを行うことを目的としている．覚醒剤とは，フェニルアミノプロパン，フェニルメチルアミノプロパンおよび各その塩類，これらと同種の政令で指定する覚醒作用を有するもの，また，これらのいずれかを含有するものである．また，覚醒剤原料についても指定がなされている．

　医療用では，メタンフェタミン塩酸塩が，①ナルコレプシー，各種の昏睡，嗜眠，もうろう状態，インスリンショック，うつ病・うつ状態，統合失調症の遅鈍症の改善，②手術中・手術後の虚脱状態からの回復促進および麻酔からの覚醒促進，③麻酔剤や睡眠剤の急性中毒の改善のために処方されることがある．

2）内容

（1）指定

　覚醒剤の製造業者は厚生労働大臣の指定を，覚醒剤施用機関や研究者は都道府県知事の指定を受けなければならず，また覚醒剤原料の輸出入業者，製造業者，取扱者，研究者も同法律で指定を受けなければならない．指定の有効期間は，指定の日からその翌年の12月31日までである．

覚醒剤施用機関
精神科病院やその他診療上覚醒剤の施用を必要とする病院または診療所．

（2）覚醒剤取締法での禁止および制限

　すべての人を対象に，覚醒剤の輸入および輸出は禁止されている．また，覚醒剤施用機関において診療に従事する医師または覚醒剤研究者以外は覚醒剤の所持，譲渡および譲受，使用が禁止されており，製造についても，覚醒剤製造業者がその業務の目的のために製造する場合および，覚醒剤研究者が厚生労働大臣の許可を受けて研究のために製造する場合の他は認められていない．覚醒剤製造業者は，その製造した覚醒剤を厚生労働省令の定めるところにより，容

表5-3　主な血液製剤

輸血用血液製剤	血漿分画製剤
赤血球成分製剤	アルブミン製剤
血漿成分製剤	グロブリン製剤
血小板成分製剤	血液凝固因子製剤
全血製剤	

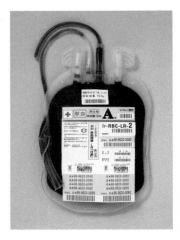

図5-3　赤血球製剤
https://www.jrc.or.jp/mr/blood_
product/about/red_blood_cell

器に納め，政府発行の証紙で封を施さなければならない．

6　安全な血液製剤の安定供給の確保等に関する法律〈血液法〉

1）目的

　血液製剤の安全性の向上，安定供給の確保，適正な使用を推進し，人の血液の利用の適正，献血者等の保護を図るために必要な規制を行うことで，国民の保健衛生の向上を目的とする．

2）内容

（1）血液製剤

　血液製剤は人体から採取された血液を原料として製造される医薬品であり，**輸血用血液製剤**と**血漿分画製剤**がある（**表5-3**）．**輸血用血液製剤**は人の血液から赤血球，血小板，血漿といった成分を分離，調製したものである（**図5-3**）．**血漿分画製剤**は人の血液の血漿から，治療に必要な血漿蛋白質を分離，精製したものである．

　この法律では血液製剤の需給の見通し，国内自給の確保，献血の推進，製造および供給，安全性の向上，適正な使用について定めている．

（2）採血

　採血等の制限について，血液製剤を製造する者が，その原料とする目的で採血する場合を除いては，何人も，業として，人体から採血してはならないとしている．ただし，治療行為として，輸血，医学的検査もしくは学術研究のため

の血液を得る目的で採血する場合は，この限りでない．

このほか，業として人体から採血することは，医療および歯科医療以外の目的で行われる場合であっても，医業に該当するものとされている（医師法第17条）．

臨床検査技師が行う採血については，診療の補助（医師または歯科医師の具体的な指示を受けて行うものに限る）としての採血が認められているが，これは検査のための採血に限定されており，血液製剤用，自己血輸血のための採血は認められていない（臨床検査技師等に関する法律第11条，第20条の2：第3章を参照）．

第6章 保健衛生法規

1 地域保健法

1）目的

　地域保健を担うのは**市町村**や**都道府県**である．この法律は保健所の設置や地域保健対策の推進に関する事項を定め，**母子保健法**，**地域保健対策を推進**し，**地域住民の健康の保持・増進**に寄与することを目的として制定された．

　1947年の制定時は「保健所法」であったが，1994年の保健所法の一部改正で「地域保健法」となった．

2）内容

　近年の高齢社会や地域住民の多様化，保健医療を取り巻く環境の変化等に即応し，**地域における公衆衛生の向上・増進**を推進する．これを達成するため，国・都道府県・市町村は，地域保健に関する調査および研究を行い，情報を収集・整理し，**地域保健対策に必要な施設の整備・人材確保・資質の向上**等に努めている．

（1）地域保健対策の推進

　厚生労働大臣は，地域保健対策の円滑な実施と推進のため，**表6-1**の基本的な指針を定めている．

（2）保健所の設置

　保健所は，都道府県，指定都市，中核市，その他の政令で定める市，特別区が設置し，**表6-2**に掲げる業務を行っている．

　保健所には医師，歯科医師，保健師，栄養士，診療放射線技師，臨床検査技師，獣医師，薬剤師，精神保健福祉相談員，言語聴覚士等が配置され，精神保健・難病対策・感染症対策等，**地域保健の重要な役割**を担っている．

（3）市町村保健センター

　市町村は保健センターを設置することができ，ここでは保健師・看護師・栄養士等が配置され，**健康相談・保健指導・予防接種**や各種**検診**等が行われている．**保健所は行政機関としての役割が強い**のに対して，**市町村保健センターは地域住民のニーズに合わせた健康の保持・増進，母子保健業務に特化**している．

（4）地域保健対策に係る人材確保支援計画

　都道府県は，**地域保健対策の実施**にあたりその**人材確保や資質の向上**に支援が必要な町村には，その申し出により，**人材確保・資質の向上の支援計画を定める**ことができる．

表6-1　地域保健対策推進のための基本指針

①地域保健対策の推進
②保健所および市町村保健センターの整備，運営
③地域保健対策に係る人材の確保と資質の向上
④地域保健に関する調査，研究
⑤社会福祉等の関連施策との連携
⑥その他

表6-2　保健所の業務・役割

①地域保健の普及と向上
②人口動態や地域保健に係る統計
③栄養の改善・食品衛生に関する事項
④住宅，水道，下水道，廃棄物の処理，清掃，その他の環境の衛生
⑤医事・薬事
⑥保健師に関する事項
⑦公共医療事業の向上と増進
⑧母性，乳幼児，老人の保健
⑨歯科保健
⑩精神保健
⑪治療法が未確立な疾病やその他の特殊疾病に罹患した長期療養者に対する保健業務
⑫エイズ，結核，性病，伝染病，その他の疾病の予防
⑬衛生上の試験・検査
⑭その他地域住民の健康の保持・増進

＊その他，必要に応じて，以下の事業を行う．
①地域保健情報の収集と活用
②地域保健に関する調査，研究
③歯科疾患やその他厚生労働大臣の指定する疾病の治療
④試験および検査を行い，医師，歯科医師，薬剤師その他の者への試験，検査に関する施設を利用させること．

　国は予算の範囲内において，人材確保支援計画に定められた事業を実施する都道府県に対し，費用の一部を補助することができる．

2　食品衛生法
1）目的
　この法律は**食品の安全性確保**のため，公衆衛生の見地から必要な規制や措置を行い，食品が原因となる衛生上の危害の発生防止と国民の健康を守ることを目的としている．

2）内容
（1）規制対象と規制の内容
　規制対象は，医薬品・医薬部外品・再生医療等製品を除く**すべての飲食物**で，**添加物，天然香料**，さらに**飲食器**や製造工程で使用され，直接**飲食物に接触する機器，器具類**である．
　規制では食品の腐敗，有害物質の混入，微生物による汚染，異物の混入など，

 食品の安全性確保

食品の安全性確保は，下記の3法をはじめ，その他の法令によって規定されている．
1）**食品衛生法**：公衆衛生上の見地から食品・添加物，器具・容器包装について必要な規制や措置を行う．
2）**食品安全基本法**：国や食品関連事業者の責務，消費者の役割を明らかにして，食品の安全性の確保に関する施策を総合的に推進する．食品安全委員会により**食品健康影響評価（リスク評価）**を行うことを定めている．
3）**食品表示法**：一般消費者が食品を摂取する際の安全性の確保および自主的・合理的な食品の選択の機会の確保のために，**食品に関する表示の基準**（アレルゲン，保存方法，消費期限，原材料，添加物など）を定めている．

表6-3　母子保健法対象者に対する用語の定義

①**妊産婦**：妊娠中または出産後 1 年以内の女性
②**新生児**：出生後 28 日以内の子
③**乳児**：1 歳未満の子
④**幼児**：満 1 歳から小学校就学前までの子
⑤**保護者**：親権者または後見人等で，実際に乳児または幼児を監護している者
⑥**未熟児**：身体の発育が未熟のまま出生した乳児

人の健康を損なうおそれのある食品，添加物の販売を行ってはならないとしている．特に衛生上の考慮を必要とする食品や添加物の製造・加工を行う営業者は，施設ごとに専任の**食品衛生管理者**を置かなければならない．規格が定められた食品，添加物，器具，容器包装は登録検査機関の行う**検査**を受け，合格したものでなければ販売してはならない．

　また，所管の長から任命を受けた**食品衛生監視員**は，必要があれば営業所等に出向いて食品，添加物，器具，容器包装を無償で収去し，**検査**に提供することができる．

（2）食中毒が発生した場合

　食中毒患者等を診断およびその遺体を検案した医師は，直ちに最寄りの**保健所長**に届け出なければならない．保健所長は，速やかに**都道府県知事等**に報告するとともに調査を行う．都道府県知事等は，その遺体を解剖しなければ原因が判明せず，その結果公衆衛生に重大な危害を及ぼすおそれがあると認めるときは，遺族の同意を得なくても通知したうえで**行政解剖**を行うことができる．

3　母子保健法

1）目的

　この法律は**母性**や**乳・幼児の健康保持・増進**を図り，その保健指導・健康診査・医療等を行い，国民保健の向上に寄与することを目的として制定された．

　表 6-3 に妊産婦，新生児，乳児，幼児，保護者，未熟児についての用語の定義を示した．

2）内容

（1）国・地方公共団体（都道府県知事）の責務

　母子の健康の保持・増進に努め，**乳・幼児に対する虐待の予防**・早期発見に留意する．

（2）都道府県・市町村の責務

　母性，乳・幼児の健康の保持・増進のため，**妊娠，出産，育児の相談**に応じ，個別的または集団的に必要な指導・助言を行い，知識の普及に努めなければならない．

（3）市町村の責務

　①**保健指導**：妊産婦とその配偶者，乳・幼児の保護者に対して，**妊娠，出産，**

食品衛生管理者

食品衛生管理者になることができるのは，医師，歯科医師，薬剤師，獣医師のほか，都道府県知事の登録を受けた食品衛生管理者の養成施設において所定の課程を修了した者などの規程がある．

食品衛生監視員

食品衛生に関する指導の職務を行わせるために厚生労働大臣，内閣総理大臣または都道府県知事等は食品衛生監視員を命ずることができる．食品衛生監視員の資格，その他食品衛生監視員に関し，必要な事項は政令で定めている．

地方公共団体

地方自治体ともいう．地方自治法で規定されており，普通地方公共団体（都道府県および市町村）と特別地方公共団体（特別区，地方公共団体の組合，財産区）がある．

育児について必要な**保健指導**を行う.

　②**新生児の訪問指導**：新生児において，必要があると認めるときは，医師，保健師，助産師，その他の職員に対して，新生児の保護者を訪問させ，必要な指導を行わせる.

　③**母子健康手帳の交付**：**妊娠の届出**をした者に対して，**母子健康手帳**を交付する.

　④**養育医療**：低出生体重児（体重が 2,500g 未満の乳児），未熟児等の養育に努め，養育医療に要する費用を支給することができる.

　⑤**健康診査**：満 1 歳 6 か月以上 2 歳未満の幼児, 満 3 歳以上 4 歳未満の幼児, 妊産婦に健康診査を行う.

　⑥**母子保健包括支援センター**：母性，乳・幼児の健康の保持と増進に関する包括的な支援を行うことを目的に，必要に応じて母子保健包括支援センターを設置する.

4　学校保健安全法
1）目的

　この法律は**学校に在学**する幼児・児童・生徒・学生および**学校職員の健康の保持・増進を図る**ことを目的に制定された．円滑な学校教育が行えるよう**保健・安全管理**について必要な事項を定め，もって学校教育の円滑な実施とその成果の確保に資することを目的とする.

2）内容

　学校の**管理運営・健康相談・健康診断・感染症の予防・学校安全**等からなる.

（1）学校の管理運営

　保健室を設置し，健康診断，健康相談，保健指導，救急処置等を行う．また，**学校在学者**と**職員**の心身の**健康の保持増進**を図るため，健康診断，**環境衛生検査**（換気，採光，照明，保温，清潔保持等について），児童生徒等に対する指導，その他保健に関する事項，安全計画が策定されている.

（2）健康相談等

　児童生徒等の心身の健康に関し健康相談を行い，養護教諭などは必要に応じて本人およびその保護者に助言を行う.

（3）健康診断

　翌学年に就学する者の健康診断（**就学時健診**），児童生徒等および学校職員の**毎年の健康診断**を行うことが定められている．学校保健安全法施行規則第 5 条で，児童生徒等および学校職員の健康診断は**毎年 6 月 30 日までに行う**ことが定められている.

（4）感染症の予防

　校長は，感染症（指定された**学校感染症**）に罹患している児童生徒等があるときは，政令で定めるところにより**出席を停止**させることができる．文部科学

 妊娠の届出

妊娠した者は速やかに市町村長に妊娠の届出をしなければならない．その内容は届出年月日，氏名，年齢，個人番号，職業，居住地，妊娠月数，診断を受けた際の医師・助産師等の氏名，性病および結核に関する健康診断の有無である.

母子健康手帳

妊娠期から乳幼児期までの情報（妊娠中の経過，乳幼児期の健康診査・予防接種の記録など）を管理する手帳を意味する．母子保健サービスを行う場合に必要に応じて参照することで，継続性・一貫性のあるケアが可能となる．また，保護者向けに妊娠期から乳幼児期までの知識が記載されており，子育ての記録などを記入できるようになっている.

省令で**第一種**（エボラ出血熱，痘瘡，ペスト等）は治癒するまで，**第二種**（インフルエンザ，麻疹，風疹，水痘，流行性耳下腺炎等）はそれぞれに出席停止期間が定められている．**第三種**（コレラ，細菌性赤痢，腸チフス等）は伝染のおそれがないと認められるまで出席停止させる．新型インフルエンザ等感染症，指定感染症，新感染症は**第一種の感染症**とみなす．

また，学校の設置者は，感染症の予防上必要があるときは，**臨時休業（学級閉鎖，学年閉鎖，学校閉鎖）**とすることができる．

（5）保健管理

学校医等を置き**保健管理**を行うよう定められている．

（6）学校安全

学校の設置者は，学校在学者の安全確保を図るための計画を策定し，これを実施しなければならない．このための学校施設・設備，学校環境，安全管理運営体制の整備等，必要な措置を講じなければならない．

5 健康増進法
1）目的

この法律は，国民の**急速な高齢化により疾病構造が変化**している現況に対して，「健康日本21」を中核とする国民の健康づくりや疾病予防を推進するべく，その環境整備を目的として平成14年（2002年）8月に公布された．**国民の健康増進の推進**についての基本的な方針・措置，栄養の改善について定めている．

2000年から2012年まで21世紀における国民健康づくり運動「健康日本21」，2013年から2022年まで「健康日本21（第2次）」，2024年から2035年まで「健康日本21（第3次）」が行われる．

2）内容
（1）国民の責務

健康な生活習慣の重要性を認識し，生涯にわたり自らの健康状態を自覚し，健康増進に努めなければならない．

（2）国・地方公共団体の責務

教育・広報活動を通じ，健康の増進に関する教育，人材養成を行う．

（3）厚生労働大臣の責務

国民の**健康増進を図るための基本方針**（食生活，運動，休養，飲酒，喫煙，歯の健康の保持，生活習慣に関する正しい知識等）を定める．また，**国民健康・栄養調査**等を行い，その分析結果を踏まえ**食事摂取基準**を定める．

（4）都道府県・市町村の責務

住民への**生活習慣相談・栄養指導・保健指導・健康増進事業**等を実施する．**健康増進事業**として，①健康手帳の交付，②健康教育，③健康相談，④訪問指導等がある．

 健康日本21

生活習慣病の予防を目的とし，生活習慣を改善する運動である．すべての国民が健やかで心豊かに生活できる活力ある社会を目指す．

 国民健康・栄養調査

国民の身体の状況，栄養摂取量および生活習慣の状況を調査．厚生労働省が毎年実施している．

食事摂取基準

健康の保持，増進を図るうえで摂取することが望まれるエネルギー，栄養素の量の基準．5年に1回改定される．

 健康手帳

健康管理を目的に，健康診断の結果，血圧と体重等の変化，健康教育や特定保健指導への参加状況などを継続的に記入することができ，健康づくりのポイントも掲載されている．市町村のほか，厚生労働省のホームページからもダウンロードできる．

表6-4　健康増進法に基づくがん検診

がん検診項目	対象者	受診間隔
胃がん	50 歳以上	2 年に 1 回
子宮頸がん	20 歳以上	2 年に 1 回
肺がん	40 歳以上	年に 1 回
乳がん	40 歳以上	2 年に 1 回
大腸がん	40 歳以上	年に 1 回

　また，①歯周病疾患検診，②骨粗しょう症検診，③肝炎ウイルス検診，④特定健康診査非対象者等に対する健康診査，⑤特定健康診査非対象者に対する保健指導，⑥がん検診（表6-4）などが行われている．

（5）受動喫煙の防止

　国・地方公共団体は，**受動喫煙防止**の推進に努め，多数の者が利用する施設（大学，病院，飲食店等）では，他人の喫煙により，たばこから発生した煙にさらされないよう措置を講じなければならない．

受動喫煙

令和2年（2020年）4月から健康増進法の一部を改正する法律が施行された．望まない受動喫煙をなくすための取り組みが盛りこまれた．

6　がん対策基本法

1）目的

　この法律は，国民の死因で最も多い**がん対策**のため，**基本理念**を定め，国・地方公共団体・医療保険者・国民・医師・事業主等の責務を明確にし，がん対策を総合的かつ**計画的に推進**することを目的として制定された．

2）内容

（1）基本理念

　①がん克服のための**学術的研究の推進**，がんの予防・診断・治療に係る技術**の向上**，がん医療を提供する体制の整備と関連したその他の成果を普及・活用・発展させること，②地域にかかわらず，**等しく適切ながん医療を受けられる**こと，③治療等にあたっては，がん患者本人の意向が尊重されること，④がん患者が安心して社会生活を営むことができる社会環境の整備が図られること，⑤がん患者の個人情報が守られること，などが基本理念とされている．

（2）がん対策推進基本計画等

　基本理念に則り，政府はがん対策の総合的かつ計画的な推進を図るため，**がん対策推進基本計画**を策定しなければならない．がん対策推進基本計画案は，厚生労働大臣が関係行政機関と協議しつつ，がん対策推進協議会の意見をきいて作成する．がん対策推進基本計画に定める施策については，原則として当該施策の具体的な目標およびその達成の時期を定め，少なくとも6年ごとに検討を加える．

　都道府県はがん対策推進基本計画を基本とするとともに，当該都道府県のがん医療の提供の状況等を踏まえ，都道府県がん対策推進基本計画を策定し，少

がん対策推進協議会

協議会の委員は，がん患者およびその家族・遺族，がん医療の従事者，学識経験者等から厚生労働大臣が任命する．

表6-5　がん対策基本法の基本的施策

①がん予防および早期発見の推進	・がんの予防に関する啓発・知識の普及 ・がん検診の質の向上 ・がん検診の受診率の向上 などのために必要な施策
②がん医療の均てん化の推進等	・がん専門医・その他の医療従事者の育成 ・適切ながん医療を実践するための医療機関の整備 ・がん患者の療養生活の質の維持向上 ・がん医療に関する情報の収集・提供体制の整備 ・がん登録の推進・情報の活用 などのために必要な施策
③研究の推進等	・がんの罹患率・死亡率の低下に関する研究 ・がん患者の療養生活の質の維持向上に関する研究 が促進され，その成果が活用されるよう必要な施策
④がん患者の就労等	・がん患者の雇用継続や円滑な就労について事業主に対する啓発 ・がん患者が必要な教育と適切な治療を継続的かつ円滑に受けることができるような環境の整備 ・民間の団体が行うがん患者の支援に関する活動やがん患者の団体が行う情報交換活動などへの支援 などのために必要な施策
⑤がんに関する教育の推進等	国民ががんに関する知識・がん患者に関する理解を深めることができるような教育の推進のために必要な施策

がん登録

正確ながんの実態把握のために，がん登録等の推進に関する法律に規定されたがんの罹患・診療・転帰等の情報を記録・保存したもの．全国がん登録，院内がん登録がある．

そのほかの主な保健衛生法規

1）肝炎対策基本法
肝炎予防・対策の基本的事項を定めることで，肝炎対策を総合的に推進することを目的としている．
2）自殺対策基本法
日本では自殺による死亡者数が高い水準で推移していることから，自殺の防止と自殺者の親族等への支援を目的として制定された．
3）健康寿命の延伸等を図るための脳卒中，心臓病，その他の循環器病に係る対策に関する基本法〈脳卒中・循環器病対策基本法〉
脳卒中や心臓病などの循環器病の予防に取り組むことで，健康寿命の延伸と医療・介護への負担軽減を目的として制定された．

なくとも6年ごとに検討を加える．

（3）基本的施策

国や地方公共団体が講ずる基本的施策を，**表6-5**の5項目について定めている．

7　高齢者の医療の確保に関する法律

1）目的

この法律は，**高齢者に適切な医療を確保**するため，**医療費適正化の推進**と健康診査等の実施等を行い，もって国民保健の向上と**高齢者福祉の増進**を図ることを目的としている．

医療費適正化

医療費の伸びを抑制するため，糖尿病等の患者・予備群の減少，平均在院日数の短縮を図る．後発医薬品の使用等，計画的な医療費の適正化対策を定めている．

2）内容

（1）基本理念

国民は，加齢に伴う心身の変化を自覚し，健康の保持増進に努め，高齢者の医療に要する費用を協同して，公平に負担するものとする．また，年齢・心身の状況等に応じ，職域・地域・家庭で高齢期における健康の保持を図るための適切な保健サービスを受ける機会を与えられるものとする．

（2）国・地方公共団体の責務

高齢者医療制度の運営が適切・円滑に行われるよう施策を講じなければならない．国は，医療，公衆衛生，社会福祉，その他の関連施策を積極的に推進しなければならない．

表6-6　特定健康診査の項目

①質問票（服薬歴・喫煙習慣など）
②身長・体重・BMI・腹囲・血圧の測定
③診察（問診・視診・触診・聴診など）
④血液・尿検査
　肝機能（AST, ALT, γ-GT），脂質（中性脂肪，
　HDL コレステロール, LDL コレステロール），
　糖代謝（空腹時血糖, HbA1c），尿検査（尿糖, 尿蛋白）

表6-7　特定保健指導の判定値

①血糖高値	a	空腹時血糖　100mg/dL 以上または
	b	HbA1c（NGSP）　5.6%以上または
	c	薬剤治療を受けている場合（質問票より）
②脂質高値	a	中性脂肪　150mg/dL 以上または
	b	HDL コレステロール　40mg/dL 未満または
	c	薬剤治療を受けている場合（質問票より）
③血圧高値	a	収縮期血圧　130mmHg 以上または
	b	拡張期血圧　85mmHg 以上または
	c	薬剤治療を受けている場合（質問票より）
④質問票		喫煙歴あり（①～③のリスクが 1 つ以上ある場合のみカウント）

（3）医療費適正化の推進

　厚生労働省は，高齢者に適切な医療を確保するため医療費適正化基本方針と，それを推進するための計画を定める.

（4）特定健康診査・特定保健指導

　厚生労働大臣は，**特定健康診査**（糖尿病や法令で定める生活習慣病に関する健康診査）と**特定保健指導**（特定健康診査結果に対する保健指導）を実施するための基本的な指針を定める.

　特定健康診査（表 6-6）は，**40 歳以上 75 歳未満の公的医療保険の加入者を対象**とし，**医療保険者が実施**する.

　特定保健指導の対象者は，特定健康診査の**腹囲，血圧・脂質・血糖**（およびこれらに対する治療薬の服用の有無），**喫煙歴**の項目で選定される（表 6-7）.ただし，必ずしも自動判定の通りでなく，医師が総合的に判断し，保健指導または医療機関への受療を判定する.

（5）後期高齢者医療制度

　後期高齢者医療制度の対象者は，法定の区域内に住所を有する **75 歳以上**または **65 歳以上 75 歳未満で法定の障害のある者**である．後期高齢者の疾病・負傷または死亡に対して必要な給付を行う制度で，この管理運営は後期高齢者医療広域連合が行っている．後期高齢者は公的医療保険（健康保険組合，国民健康保険等）から脱退し，**この制度に加入**することになる.

（6）後期高齢者医療給付

　療養の給付，入院時の食事療養費，療養費・特別療養費等の支給.

8　臓器移植に関する法律

1）目的

　臓器移植は，重症疾患や事故等により，臓器の機能に障害をきたしている者に，他者の健康な臓器を移植し，機能を回復させる医療である．この法律は，使用される**臓器を死体（脳死後または心臓停止後）から摘出すること，臓器売買を禁止**すること等について規定し，**適正な移植医療**を実施できるよう制定さ

> **生活習慣病**
> 特定健康診査の目的である政令で定める生活習慣病は，高血圧症，脂質異常症，糖尿病その他の生活習慣病であって内臓脂肪の蓄積に起因するものとされ，メタボリックシンドロームに着目している.

> **メタボリックシンドロームの診断基準**
> 腹囲が男性85cm以上，女性90cm以上で，かつ脂質異常（中性脂肪150mg/dL 以上，HDL-コレステロール40mg/dL 未満のいずれか，あるいは両方），高血圧（最高血圧130mmHg以上，最低血圧85mmHg 以上のいずれか，あるいは両方），高血糖（空腹時血糖値110mg/dL 以上）のうち，2つ以上を合併した状態をいう.

れた.

2) 内容
（1）理念
　①臓器提供に対する意思（死亡した者が生存中に有していた）は，尊重されなければならない．②移植に使用される臓器の提供は任意にされたものでなければならない．③臓器は人道的精神に基づいて提供されるので，移植術を必要とする者に対して適切に行われなければならない．④移植を受ける機会は公平に与えられるよう配慮されなければならない．
（2）臓器
　心臓，肺，肝臓，腎，その他法令で定める内臓（**膵臓，小腸**），**眼球**をいう．
（3）臓器摘出の要件
　小児の取り扱い，被虐待児への対応，礼意の保持，親族への優先提供，記録の作成・保存・閲覧，臓器売買等の禁止，秘密保持義務等が規定されている．
（4）業として行う臓器のあっせんの許可
　移植術に使用されるための臓器をあっせんする者は厚生労働大臣の許可を受けなければならない．臓器あっせん機関は，帳簿を備え，その業務に関する事項を記載しなければならない．

 臓器提供に対する意思表示

臓器提供に対する意思表示は，健康保険証，運転免許証，マイナンバーカード，臓器提供意思表示カードへの記入や，日本臓器移植ネットワークのホームページで登録ができる．「臓器を提供する」意思だけでなく「臓器を提供しない」意思も表示できるようになっている．

第7章 予防衛生法規

1 感染症の予防及び感染症の患者に対する医療に関する法律〈感染症法〉

1）目的

　この法律は，感染症の予防や感染症の患者に対する医療に関し必要な措置を定めることにより，感染症の発生を予防し，そのまん延の防止を図り，もって公衆衛生の向上および増進を図ることを目的としている．

2）内容

（1）基本理念

　感染症の発生の予防やそのまん延の防止を目的として国・地方公共団体が講ずる施策は，これらを目的とする施策に関する国際的動向を踏まえつつ，保健医療を取り巻く環境の変化，国際交流の進展等に即応し，新感染症その他の感染症に迅速かつ適確に対応することができるよう，感染症の患者等が置かれている状況を深く認識し，これらの者の人権を尊重しつつ，総合的かつ計画的に推進されることを基本理念としている．

（2）国・地方公共団体の責務

　国・地方公共団体は，教育活動，広報活動等を通じた感染症に関する正しい知識の普及，感染症に関する情報の収集・整理・分析・提供，感染症に関する研究の推進，病原体等の検査能力の向上，感染症の予防に係る人材の養成および資質の向上を図るとともに，社会福祉等の関連施策との有機的な連携に配慮しつつ**感染症の患者が良質かつ適切な医療を受けられるように必要な措置**を講ずるよう努めなければならない．この場合において，国・地方公共団体は，**感染症の患者等の人権を尊重**しなければならないとしている．

（3）国民の責務

　国民は，**感染症に関する正しい知識**をもち，その**予防に必要な注意**を払うよう努めるとともに，感染症の患者等の人権が損なわれることがないようにしなければならない．

（4）医師等の責務

　医師その他の医療関係者は，感染症の予防に関し国・地方公共団体が講ずる施策に協力し，その予防に寄与するよう努めるとともに，**感染症の患者等が置かれている状況を深く認識し，良質かつ適切な医療を行う**とともに，当該医療について適切な説明を行い，当該患者等の理解を得るよう努めなければならない．

 感染症法の制定の意義

この法律には前文があり，制定の意義が記載されている．
「人類は，これまで，疾病，とりわけ感染症により，多大の苦難を経験してきた．ペスト，痘そう，コレラ等の感染症の流行は，時には文明を存亡の危機に追いやり，感染症を根絶することは，正に人類の悲願と言えるものである．
医学医療の進歩や衛生水準の著しい向上により，多くの感染症が克服されてきたが，新たな感染症の出現や既知の感染症の再興により，また，国際交流の進展等に伴い，感染症は，新たな形で，今なお人類に脅威を与えている．
一方，我が国においては，過去にハンセン病，後天性免疫不全症候群等の感染症の患者等に対するいわれのない差別や偏見が存在したという事実を重く受け止め，これを教訓として今後に生かすことが必要である．
このような感染症をめぐる状況の変化や感染症の患者等が置かれてきた状況を踏まえ，感染症の患者等の人権を尊重しつつ，これらの者に対する良質かつ適切な医療の提供を確保し，感染症に迅速かつ適確に対応することが求められている．ここに，このような視点に立って，これまでの感染症の予防に関する施策を抜本的に見直し，感染症の予防及び感染症の患者に対する医療に関する総合的な施策の推進を図るため，この法律を制定する．」

病院・診療所・病原体等の検査を行っている機関，老人福祉施設等の施設の開設者および管理者は，当該施設において感染症が発生・まん延しないように必要な措置を講ずるよう努めなければならない．

3）定義等

この法律において「感染症」とは，**一類感染症，二類感染症，三類感染症，四類感染症，五類感染症，新型インフルエンザ等感染症，指定感染症**および**新感染症**をいう．**表 7-1** に感染症の種類をまとめた．

4）基本指針

厚生労働大臣は，感染症の予防の総合的な推進を図るための基本的な指針を定めなければならない．基本指針は少なくとも 6 年ごとに再検討を加え，変更するときは関係行政機関の長と協議し，厚生科学審議会の意見を聴いて行う．

5）予防計画

都道府県知事は基本指針に即して，感染症の予防のための施策の実施に関する計画（予防計画）を定めなければならない．基本指針が変更された場合には予防計画に再検討を加える．

6）都道府県連携協議会

感染症の発生の予防およびまん延の防止のための施策の実施に当たっての連携協力体制の整備を図るため，都道府県，保健所設置市等，感染症指定医療機関，診療に関する学識経験者の団体，消防機関から構成される**都道府県連携協議会**を組織する．

7）感染症の発生状況・動向の把握

（1）医師の届出（全数把握）

医師は，**表 7-2** に掲げる者を診断したときは，厚生労働省令で定める場合を除き，最寄りの**保健所長**を経由して都道府県知事に届け出なければならない．届出を受けた都道府県知事は，電磁的方法により厚生労働大臣に報告する．

（2）指定届出機関の届出（定点把握）

指定届出機関とは，厚生労働省令で定めるところにより，開設者の同意を得て，都道府県知事に指定された以下の感染症の発生の状況の届出を担当させる病院・診療所である．

指定届出機関の管理者は，厚生労働省令で定める五類感染症の患者，二類感染症・三類感染症・四類感染症・五類感染症の類似症のうち厚生労働省令で定めるものの患者を診断または厚生労働省令で定める五類感染症により死亡した者の死体を検案したときは，指定の期間ごとに対象の感染症の発生状況をとりまとめて都道府県知事に届け出なければならない．届出を受けた都道府県知事

新型コロナウイルス感染症への対応を踏まえた関連法令の改正

新型コロナウイルス感染症への対応を踏まえ，国民の生命および健康に重大な影響を与えるおそれがある感染症の発生・まん延に備え，①国・都道府県・関係機関の連携協力による病床・外来医療・医療人材・感染症対策物資の確保の強化，②保健所・検査体制の強化，③情報基盤の整備，④機動的なワクチン接種の実施，⑤水際対策の実効性の確保等の措置を講ずるため，「感染症法の予防及び感染症の患者に対する医療に関する法律等の一部を改正する法律」（令和 4 年，法律第96 号）が公布され，感染症法，予防接種法など関連法令が改正された．
公布：令和 4 年 12 月 9 日
施行：令和 6 年 4 月 1 日（ただし，一部は公布日など順次施行）

令和6年（2024年）4月1日施行の感染症法の主な改正内容

・国の責務に「医薬品の安定供給の確保」を追加．
・感染症指定医療機関に「第一種協定指定医療機関」，「第二種協定指定医療機関」を新設．
・基本方針の記載事項の充実と，3 年ごとの中間見直しの新設．
・予防計画に「医療提供体制の確保」を追加．
・公的医療機関・地域医療支援病院・特定機能病院に医療提供の義務化．
・感染症予防・医療に係わる医療人材派遣等の他都道府県への応援要請の仕組み．
など

表7-1　感染症の種類（2023年12月18日現在）

一類感染症	1）エボラ出血熱，2）クリミア・コンゴ出血熱，3）痘そう，4）南米出血熱，5）ペスト，6）マールブルグ病，7）ラッサ熱
二類感染症	1）急性灰白髄炎，2）結核，3）ジフテリア，4）重症急性呼吸器症候群（病原体がベータコロナウイルス属SARSコロナウイルスであるものに限る），5）中東呼吸器症候群（病原体がベータコロナウイルス属MERSコロナウイルスであるものに限る），6）鳥インフルエンザ［病原体がインフルエンザウイルスA属インフルエンザAウイルスであってその血清亜型が新型インフルエンザ等感染症（新型コロナウイルス感染症，再興型コロナウイルス感染症を除く）の病原体に変異するおそれが高いものの血清亜型として政令で定めるものであるものに限る］　⇒特定鳥インフルエンザ（H5N1），（H7N9）
三類感染症	1）コレラ，2）細菌性赤痢，3）腸管出血性大腸菌感染症，4）腸チフス，5）パラチフス
四類感染症	1）E型肝炎，2）A型肝炎，3）黄熱，4）Q熱，5）狂犬病，6）炭疽，7）鳥インフルエンザ（特定鳥インフルエンザを除く），8）ボツリヌス症，9）マラリア，10）野兎病，11）前各号に掲げるもののほか，既に知られている感染性の疾病であって，動物又はその死体，飲食物，衣類，寝具その他の物件を介して人に感染し，前各号に掲げるものと同程度に国民の健康に影響を与えるおそれがあるものとして政令で定めるもの　⇒①ウエストナイル熱，②エキノコックス症，③エムポックス，④オウム病，⑤オムスク出血熱，⑥回帰熱，⑦キャサヌル森林病，⑧コクシジオイデス症，⑨ジカウイルス感染症，⑩重症熱性血小板減少症候群（病原体がフレボウイルス属ＳＦＴＳウイルスであるものに限る），⑪腎症候性出血熱，⑫西部ウマ脳炎，⑬ダニ媒介脳炎，⑭チクングニア熱，⑮つつが虫病，⑯デング熱，⑰東部ウマ脳炎，⑱ニパウイルス感染症，⑲日本紅斑熱，⑳日本脳炎，㉑ハンタウイルス肺症候群，㉒Ｂウイルス病，㉓鼻疽，㉔ブルセラ症，㉕ベネズエラウマ脳炎，㉖ヘンドラウイルス感染症，㉗発しんチフス，㉘ライム病，㉙リッサウイルス感染症，㉚リフトバレー熱，㉛類鼻疽，㉜レジオネラ症，㉝レプトスピラ症，㉞ロッキー山紅斑熱
五類感染症	1）インフルエンザ（鳥インフルエンザ及び新型インフルエンザ等感染症を除く），2）ウイルス性肝炎（E型肝炎及びA型肝炎を除く），3）クリプトスポリジウム症，4）後天性免疫不全症候群，5）性器クラミジア感染症，6）梅毒，7）麻しん，8）メチシリン耐性黄色ブドウ球菌感染症，9）前各号に掲げるもののほか，既に知られている感染性の疾病（四類感染症を除く）であって，前各号に掲げるものと同程度に国民の健康に影響を与えるおそれがあるものとして厚生労働省令で定めるもの　⇒①アメーバ赤痢，②RSウイルス感染症，③咽頭結膜熱，④A群溶血性レンサ球菌咽頭炎，⑤カルバペネム耐性腸内細菌目細菌感染症，⑥感染性胃腸炎，⑦急性弛緩性麻痺（急性灰白髄炎を除く），⑧急性出血性結膜炎，⑨急性脳炎（ウエストナイル脳炎，西部ウマ脳炎，ダニ媒介脳炎，東部ウマ脳炎，日本脳炎，ベネズエラウマ脳炎及びリフトバレー熱を除く），⑩クラミジア肺炎（オウム病を除く），⑪クロイツフェルト・ヤコブ病，⑫劇症型溶血性レンサ球菌感染症，⑬細菌性髄膜炎（⑯〜⑱に該当するものを除く。以下同じ），⑭ジアルジア症，⑮新型コロナウイルス感染症［病原体がベータコロナウイルス属のコロナウイルス（令和2年1月に，中華人民共和国から世界保健機関に対して，人に伝染する能力を有することが新たに報告されたものに限る）であるものに限る］，⑯侵襲性インフルエンザ菌感染症，⑰侵襲性髄膜炎菌感染症，⑱侵襲性肺炎球菌感染症，⑲水痘，⑳性器ヘルペスウイルス感染症，㉑尖圭コンジローマ，㉒先天性風しん症候群，㉓手足口病，㉔伝染性紅斑，㉕突発性発しん，㉖播種性クリプトコックス症，㉗破傷風，㉘バンコマイシン耐性黄色ブドウ球菌感染症，㉙バンコマイシン耐性腸球菌感染症，㉚百日咳，㉛風しん，㉜ペニシリン耐性肺炎球菌感染症，㉝ヘルパンギーナ，㉞マイコプラズマ肺炎，㉟無菌性髄膜炎，㊱薬剤耐性アシネトバクター感染症，㊲薬剤耐性緑膿菌感染症，㊳流行性角結膜炎，㊴流行性耳下腺炎，㊵淋菌感染症
新型インフルエンザ等感染症	1）新型インフルエンザ（新たに人から人に伝染する能力を有することとなったウイルスを病原体とするインフルエンザであって，一般に国民が当該感染症に対する免疫を獲得していないことから，当該感染症の全国的かつ急速なまん延により国民の生命及び健康に重大な影響を与えるおそれがあると認められるもの） 2）再興型インフルエンザ（かつて世界的規模で流行したインフルエンザであってその後流行することなく長期間が経過しているものとして厚生労働大臣が定めるものが再興したものであって，一般に現在の国民の大部分が当該感染症に対する免疫を獲得していないことから，当該感染症の全国的かつ急速なまん延により国民の生命及び健康に重大な影響を与えるおそれがあると認められるもの） 3）新型コロナウイルス感染症（新たに人から人に伝染する能力を有することとなったコロナウイルスを病原体とする感染症であって，一般に国民が当該感染症に対する免疫を獲得していないことから，当該感染症の全国的かつ急速なまん延により国民の生命及び健康に重大な影響を与えるおそれがあると認められるもの） 4）再興型コロナウイルス感染症（かつて世界的規模で流行したコロナウイルスを病原体とする感染症であってその後流行することなく長期間が経過しているものとして厚生労働大臣が定めるものが再興したものであって，一般に現在の国民の大部分が当該感染症に対する免疫を獲得していないことから，当該感染症の全国的かつ急速なまん延により国民の生命及び健康に重大な影響を与えるおそれがあると認められるもの）

（次頁へつづく）

表7-1　つづき

指定感染症	すでに知られている感染性の疾病（一類感染症，二類感染症，三類感染症及び新型インフルエンザ等感染症を除く）であって，第3章から第7章までの規定の全部又は一部を準用しなければ，当該疾病のまん延により国民の生命及び健康に重大な影響を与えるおそれがあるものとして政令で定めるもの
新感染症	人から人に伝染すると認められる疾病であって，すでに知られている感染性の疾病とその病状または治療の結果が明らかに異なるもので，当該疾病にかかった場合の病状の程度が重篤であり，かつ，当該疾病のまん延により国民の生命及び健康に重大な影響を与えるおそれがあると認められるもの

改正経緯（2023年1月～12月）
1）厚生労働省令 令和5年第74号（令和5年5月8日施行）：新型コロナウイルス感染症（COVID-19）を五類感染症に追加．五類感染症の「新型コロナウイルス感染症」（COVID-19に限定されている）と新型インフルエンザ等感染症の「新型コロナウイルス感染症」（広義）は区別されていることに注意．
2）政令 令和5年第192号（令和5年5月26日施行）：四類感染症の「サル痘」を「エムポックス」に変更．
3）厚生労働省令 令和5年第79号（令和5年5月26日施行）：五類感染症の「カルバペネム耐性腸内細菌科細菌感染症」を「カルバペネム耐性腸内細菌目細菌感染症」に変更．

表7-2　保健所長へ医師の届出が必要なもの

届出	感染症	届出の内容
直ちに （全数） 法第12条第1項第1号	①一類感染症の患者 ②二類感染症の患者または無症状病原体保有者 ③三類感染症の患者または無症状病原体保有者 ④四類感染症の患者または無症状病原体保有者 ⑤厚生労働省令で定める五類感染症（侵襲性髄膜炎菌感染症，風疹，麻疹）の患者 ⑥新型インフルエンザ等感染症の患者 ⑦新感染症にかかっていると疑われる者	氏名，年齢，性別，その他厚生労働省令で定める事項
7日以内に （全数） 法第12条第1項第2号	①厚生労働省令で定める五類感染症の患者：アメーバ赤痢，ウイルス性肝炎（E型・A型肝炎を除く）など21感染症（後天性免疫不全症候群，梅毒は無症状病原体保有者も含む）	年齢，性別，その他厚生労働省令で定める事項

※無症状病原体保有者：感染症の病原体を保有している者であって，当該感染症の症状を呈していないもの．

は，電磁的方法により厚生労働大臣に報告する．

電磁的方法

電磁的方法とは，電子情報処理組織を使用する方法その他の情報通信の技術を利用する方法であって厚生労働省令で定めるものをいう．

8）情報の公表等

　厚生労働大臣・都道府県知事は，収集した感染症に関する情報について分析を行い，感染症の発生の状況・動向，原因に関する情報，当該感染症の予防・治療に必要な情報を新聞，放送，インターネットなどにより積極的に公表しなければならない．情報を公表するに当たっては，**個人情報の保護**に留意しなければならない．

9）新型インフルエンザ等感染症，指定感染症，新感染症の発生および実施する措置等に関する情報の公表

　厚生労働大臣は，新型インフルエンザ等感染症，指定感染症，新感染症が発生したと認めたときは，速やかに，その旨および発生した地域を公表するとともに，当該感染症の発生状況・動向，原因に関する情報，当該感染症の予防・治療に必要な情報の公表を行うほか，病原体の検査方法・症状・診断・治療と感染の防止の方法，この法律の規定により実施する措置その他の当該感染症の

表7-3　感染症指定医療機関の対象となる感染症

特定感染症指定医療機関	新感染症，一類感染症，二類感染症，新型インフルエンザ等感染症
第一種感染症指定医療機関	一類感染症，二類感染症，新型インフルエンザ等感染症
第二種感染症指定医療機関	二類感染症，新型インフルエンザ等感染症
結核指定医療機関	結核

発生の予防またはそのまん延の防止に必要な情報を新聞，放送，インターネットなどにより逐次公表しなければならない．情報を公表するに当たっては，**個人情報の保護**に留意しなければならない．

10）都道府県知事の入院勧告と調整

都道府県知事は，一類感染症，二類感染症，新型インフルエンザ等感染症のまん延を防止するため必要があると認めるときは，当該感染症の患者に対し10日以内の期間を定めて**感染症指定医療機関**に入院し，またはその保護者に対し当該感染症の所見がある者を入院させるべきことを勧告することができる．

感染症指定医療機関（**表7-3**）は対象となる感染症で4つに分けられる．都道府県知事が入院の勧告・実施をした場合には，診察・治療等の費用は都道府県が負担する．感染症指定医療機関の指定は開設者の同意を得て，特定感染症指定医療機関は厚生労働大臣，その他は厚生労働大臣の定める基準に沿って都道府県知事が行う．

11）厚生労働大臣による総合調整

厚生労働大臣は，新型インフルエンザ等感染症，新感染症について，都道府県の区域を越えて当該感染症の予防に関する人材の確保，患者の移送，その他まん延を防止するために必要があると認められるときは，都道府県知事または医療機関が実施する措置に関する総合調整を行う．また，都道府県知事は必要があると認めるときは，厚生労働大臣に総合調整を要請できる．

12）都道府県知事による総合調整・指示

都道府県知事は，平時から感染症発生・まん延時に至るまで，管轄する区域において関係機関等（市町村長，医療機関，感染症試験研究等機関その他の関係者）に対し，入院の勧告・入院の措置，関係機関等が実施する感染症のまん延を防止するために必要な措置に関する総合調整を行う．

また，都道府県知事は，新型インフルエンザ等感染症，指定感染症，新感染症の発生を予防し，まん延を防止するために緊急の必要があると認めるときは，保健所設置市等の長に対し，入院の勧告・入院の措置に必要な指示をすることができる．

13）その他

感染症法では，感染症の予防，検体の採取，発生した際の対応（就業制限，医療，消毒，費用など）のほか，試験研究などで使用するための**特定病原体等**の分類・取扱いなども規定している．→『最新臨床検査学講座 臨床微生物学』を参照．

2　新型インフルエンザ等対策特別措置法
1）目的

この法律は，国民の大部分が現在その免疫を獲得していないこと等から，新型インフルエンザ等が全国的かつ急速にまん延し，かつ，これにかかった場合の病状の程度が重篤となるおそれがあり，また，国民生活・国民経済に重大な影響を及ぼすおそれがあることに鑑み，新型インフルエンザ等対策の実施に関する計画，発生時における措置，まん延防止等重点措置，緊急事態措置，その他の事項について特別の措置を定めることにより，感染症法その他の法律と相まって，新型インフルエンザ等に対する対策の強化を図り，もって新型インフルエンザ等の発生時において**国民の生命・健康を保護**し，ならびに**国民生活・国民経済に及ぼす影響が最小となるようにする**ことを目的とする．

2）内容
（1）定義
①新型インフルエンザ等

新型インフルエンザ等とは，感染症法第6条第7項に規定する新型インフルエンザ等感染症（新型インフルエンザ，再興型インフルエンザ，新型コロナウイルス感染症，再興型コロナウイルス感染症），同条第8項に規定する指定感染症および同条第9項に規定する新感染症をいう（**表7-1**）．

②新型インフルエンザ等対策

新型インフルエンザ等対策とは，政策対策本部が設置されたときから廃止されるまでの間において，国・地方公共団体・指定公共機関・指定地方公共機関がこの法律および感染症法等の規定により実施する措置をいう．

③新型インフルエンザ等まん延防止等重点措置

新型インフルエンザ等まん延防止等重点措置とは，その公示がされたときからその事態が終了した旨の公示がされるまでの間において，国・地方公共団体がこの法律の規定により実施する措置をいう．

④新型インフルエンザ等緊急事態措置

新型インフルエンザ等緊急事態措置とは，新型インフルエンザ等緊急事態宣言がされたときから新型インフルエンザ等緊急事態解除宣言がなされるまでの間において，国・地方公共団体・指定公共機関・指定地方公共機関がこの法律の規定により実施する措置をいう．

偏見や差別の防止

令和3年（2021年）2月13日施行された特措法の改正では，感染者やその家族，医療従事者の人権が尊重され，差別的取扱いを受けることのないよう偏見や差別を防止するための規定が設けられた（第13条第2項）．

令和6年（2024年）4月1日施行の特措法の主な改正内容

・厚生労働大臣・都道府県知事は，新型インフルエンザ等にかかっているかどうかの検体採取を行うため必要があると認めるときは，医療関係者に対し，その場所・期間などの事項を示して，協力の要請をすることができる．
・歯科医師への検体採取または注射行為の実施の要請．
・**診療放射線技師，臨床検査技師，臨床工学技士，救急救命士への注射行為の実施の要請**：このうち，検体採取と注射行為が実施できるのは臨床検査技師だけであり，他は注射行為の実施のみである．
注）臨床検査技師による新型コロナウイルス感染症ワクチン接種は，「違法性が阻却されうるもの」として認められていた．→p.47

指定公共機関

独立行政法人，日本銀行，日本赤十字社，日本放送協会その他の公共機関および医療，医薬品，医療機器または再生医療等製品の製造，販売，電気またはガスの供給，輸送，通信その他の公共事業を営む法人をいう（法第2条第7号）．

指定地方公共機関

都道府県の区域において，医療，医薬品または医療機器の製造または販売，電気等の供給，輸送その他の↗

(2) 国の責務

①国民の生命・健康を保護する.

②国民生活・国民経済に及ぼす影響が最小となるようにする.

③新型インフルエンザ等対策を的確かつ迅速に実施し，地方公共団体・指定公共機関が実施する対策を的確に迅速に支援する.

④ワクチン，その他の医薬品の調査・研究を推進する.

⑤世界保健機関（WHO），その他国際機関，アジア諸国，その他の諸外国との調査・研究に関わる国際協力を推進する.

(3) 基本的人権の尊重

国民の自由と権利が尊重されるべきことに鑑み，新型インフルエンザ等対策を実施する場合において，国民の自由と権利に制限が加えられるときであっても，その制限は当該新型インフルエンザ等対策を実施するため必要最小限のものでなければならない.

3) 新型インフルエンザ等の発生時における措置

(1) 政府対策本部の設置

内閣総理大臣は，季節性インフルエンザと比して病状の程度がおおむね同程度以下であると認められる場合を除き，閣議にかけて政府対策本部を設置する．政府対策本部は，新型インフルエンザ等への基本的対処方針を定める．また，国民の生命・健康に著しく重大な被害を与え，国民生活・国民経済の安定が損なわれないようにするため緊急の必要があると認めるときは，**臨時の予防接種**の対象者および期間を定める.

(2) 特定接種

政府対策本部長は，医療の提供，国民生活・国民経済の安定を確保するため緊急の必要があると認めるときは，予防接種の期間を指定し，医療提供者等への臨時予防接種を行うなどの措置（**特定接種**）を講ずるように厚生労働大臣に指示することができる.

(3) 医療等の実施の要請と臨時の医療施設

都道府県知事は，医療関係者に対し，場所・期間・その他必要な事項を示して該当患者等への医療を行うよう要請ができる．また，医療機関が不足し医療の提供に支障が生ずると認める場合には，その都道府県行動計画で定めるところにより**臨時の医療施設**を開設し医療を提供しなければならない.

4) 新型インフルエンザ等まん延防止等重点措置

(1) 新型インフルエンザ等まん延防止等重点措置の公示

政府対策本部長は，新型インフルエンザ等が国内で発生し，特定の区域において，新型インフルエンザ等まん延防止等重点措置を集中的に実施する必要があるものとして政令で定める要件に該当する事態が発生したと認めるときは次に掲げる事項を公示する.

指定地方公共機関（つづき）

公益的事業を営む法人，地方道路会社等の公共的施設を管理する法人及び地方独立行政法人のうち，指定公共機関以外のもので，都道府県知事が指定するものである（法第2条8号）.

3密の回避

この方法は，都市封鎖を行うものではなく，公共交通機関など必要な経済社会サービスは可能な限り維持しながら，密閉，密集，密接の3つの密を防ぐことなどによって，感染拡大を防止していくもので，最低7割，極力8割の接触削減の実現を目指すものである.

①新型インフルエンザ等まん延防止等重点措置を**実施すべき期間：6か月を超えてはならない**．期間を延長または区域を変更することが必要であると認めるときは，さらに**6か月を超えない範囲内**において公示をする．これをさらに延長する場合も同様とする．

②新型インフルエンザ等まん延防止等重点措置を**実施すべき区域**

③**当該事態の概要**

（2）感染を防止するための協力要請等

　都道府県知事は，重点区域における事業者への営業時間の変更その他の政令で定める措置を講ずるよう要請をすることができる．

5）新型インフルエンザ等緊急事態措置

（1）新型インフルエンザ等緊急事態宣言の公示

　政府対策本部長は，新型インフルエンザ等が国内で発生し，その全国的かつ急速なまん延により国民生活・国民経済に甚大な影響を及ぼし，またはそのおそれがあるものとして政令で定める要件に該当する事態が発生したと認めるときは，新型インフルエンザ等緊急事態が発生した旨および次に掲げる事項の公示をし，その旨および当該事項を国会に報告するものとする．

①新型インフルエンザ等緊急事態措置を**実施すべき期間：2年を超えてはならない**．政府対策本部長は，期間を延長または区域を変更することが必要であると認めるときは，その旨を公示し，これを国会に報告するものとする．**延長する期間は1年を超えてはならない**．

②新型インフルエンザ等緊急事態措置を**実施すべき区域**

③新型インフルエンザ等**緊急事態の概要**

（2）まん延防止に関する措置

　特定都道府県知事は，**感染を防止するための協力要請等**を行うことができる．

3　予防接種法

1）目的

　この法律は，伝染のおそれがある疾病の発生およびまん延を予防するために公衆衛生の見地から予防接種の実施その他必要な措置を講ずることにより，**国民の健康の保持に寄与**するとともに，**予防接種による健康被害の迅速な救済**を図ることを目的とする．

2）内容

（1）定義

　この法律において「予防接種」とは，疾病に対して免疫の効果を得させるため，疾病の予防に有効であることが確認されているワクチンを，人体に注射し，または接種することをいう．「定期の予防接種等」とは，定期の予防接種または臨時の予防接種をいう．

　緊急事態宣言の発出

2020年4月7日，新型コロナウイルス感染症（COVID-19）の感染拡大により，首相は緊急事態宣言を発出した．実施期間は4月7日から5月6日までの1か月間，実施すべき区域は，埼玉県，千葉県，東京都，神奈川県，大阪府，兵庫県，福岡県の7都府県とした．

その後も全国で感染拡大は続き，4月16日には宣言の対象範囲を全都道府県に広げた．その後，順次対象区域を少なくし，5月25日に緊急事態を終了した．冬になると再び感染者が急増したことに伴い，2021年1月7日に再度，緊急事態宣言が発出された．期間は1月8日から3月31日までの間第2回緊急事態宣言が，さらに4月25日から9月30日まで第3回緊急事態宣言が発出された．

　まん延防止に関する措置

新型インフルエンザ等緊急事態の対象となった区域の都道府県知事は，住民に対し，生活の維持に必要な場合を除いた外出の自粛や，感染の防止に必要な協力を要請することができる．また，学校，社会福祉施設，興行場（映画館等）など多数の人が利用する施設に対し，当該施設の使用の制限・停止，催物の開催の制限・停止などを要請することができる．

　新型コロナウイルス感染症（COVID-19）が新型インフルエンザ等（二類感染症相当）から五類感染症に移行

［令和5年（2023年）5月8日より］
COVID-19が五類感染症に移行されることにより，↗

表7-4　予防接種法の対象疾病

分類	主な目的	予防接種の種類
A 類疾病	集団予防	①ジフテリア，②百日せき，③急性灰白髄炎（ポリオ），④麻しん（はしか），⑤風しん，⑥日本脳炎，⑦破傷風，⑧結核，⑨ Hib 感染症，⑩小児の肺炎球菌感染症，⑪ヒトパピローマウイルス感染症，⑫新型インフルエンザ等感染症・指定感染症・新感染症であって，その全国的かつ急速なまん延により国民の生命及び健康に重大な影響を与えるおそれがあると認められる疾病として政令で定める疾病，⑬政令で定める疾病（痘そう，水痘，B型肝炎，ロタウイルス感染症）
B 類疾病	個人予防	①インフルエンザ，②新型インフルエンザ等感染症・指定感染症・新感染症であって政令で定める疾病，③政令で定める疾病（高齢者の肺炎球菌感染症）

（2）対象疾患

対象疾患は A 類疾病と B 類疾病に分類され，予防接種を受けるように努めることを定めている（**表 7-4**）。

A 類疾病は社会防衛であり，主に**集団予防**を目的とする。重篤な疾患の予防に重点が置かれている。

B 類疾病は個人防衛であり，主に**個人予防**を目的とする。

（3）定期予防接種等の実施

①市町村長が行う予防接種

市町村長は，A 類疾病および B 類疾病のうち政令で定めるものについて，当該市町村の区域内に居住する者であって政令で定めるものに対し，保健所長の指示を受け期日または期間を指定して，予防接種を行わなければならない（**定期予防接種**）。

②臨時に行う予防接種

都道府県知事は，A 類疾病および B 類疾病のうち厚生労働大臣が定めるものの**まん延予防上緊急の必要がある**と認めるときは，その対象者・その期日または期間を指定して，臨時に予防接種を行い，または市町村長に行うよう指示することができる。また，厚生労働大臣は，都道府県知事または都道府県知事を通じて市町村長に対し，臨時に予防接種を行うよう指示することができる。

A 類疾病のうち全国的かつ急速なまん延により国民の生命・健康に重大な影響を与えるおそれがあり，まん延予防上緊急の必要があると認めるときは，厚生労働大臣は，その対象者・その期日または期間を指定して，都道府県知事または都道府県知事を通じて市町村長に対し，臨時に予防接種を行うよう指示することができる。

③予防接種の勧奨と，予防接種を受ける努力義務

市町村長または都道府県知事は，定期の予防接種でA類疾病，臨時の予防接種の対象者に対し，予防接種を勧奨する。

定期の予防接種でA類疾病，臨時の予防接種（特定B類疾病〈B類疾病のうちかかった場合の病状の程度を考慮して厚生労働大臣が定めるもの〉を除く）

新型コロナウイルス感染症（COVID-19）が新型インフルエンザ等（二類感染症相当）から五類感染症に移行（つづき）

／政府として一律に日常における基本的感染対策を求めることはなくなった。そのため，感染症法に基づく，新型コロナウイルス陽性者および濃厚接触者の外出自粛は求められない。さらに限られた医療機関でのみ受診可能であったのが，幅広い医療機関において受診可能となった。また医療費等について，健康保険が適用され1～3割の自己負担が生じることとなった。

施行日が「公布の日（令和4年12月9日）から起算して3年6月を超えない範囲内において政令で定める日」の予防接種法の主な改正内容

・個人番号カード（マイナンバーカード）による接種対象者確認のデジタルな仕組みの導入。
・市町村長または都道府県知事による定期の予防接種等を受けた者に対する，予防接種済証の公布またはその内容を記録した電磁的記録の提供。
・定期の予防接種等による免疫獲得の状況に関する調査，健康被害の発生状況に関する調査，予防接種の有効性および安全性の向上を図るために必要な調査・研究。
など

表7-5　生ワクチンと不活化ワクチン

	特徴	代表的なワクチン
生ワクチン	ウイルスや細菌の毒性や病原性を弱めたもので，接種すると病気にかかった場合と同じように免疫力のつくことが期待できる．一方で，副反応としてその病気にかかったような症状が生じることがある．	MR（M：麻疹，R：風疹），水痘，BCG，おたふくかぜなど
不活化ワクチン	ウイルスや細菌の毒性をなくし，かつ感染力を失わせたもの．体内で増殖することはないので1回の接種で免疫を獲得することができないため，複数回の摂取が必要である．	インフルエンザ，日本脳炎，肺炎球菌など

ワクチンの種類

現在，ワクチンの種類は生ワクチン，不活化ワクチン（表7-5）のほか，蛋白質の成分を用いる組換え蛋白ワクチンやウイルスの遺伝情報（設計図）を投与するmRNAワクチン，DNAワクチンや病原体成分の設計図をベクターウイルスにのせて投与するベクターワクチンなどがある．

新型コロナウイルスmRNAワクチン

2023年のノーベル生理学・医学賞はハンガリーのカリコー・カタリン博士とアメリカのドリュー・ワイスマン博士に贈られた．2人の研究は新型コロナウイルスのmRNAワクチンの開発に大きく貢献し，世界中の人々の命を救った．

の対象者は，予防接種を受けるよう努めなければならない（努力義務）．

ただし，臨時の予防接種に関する勧奨・努力義務は，その対象とする疾病のまん延の状況，予防接種の有効性・安全性に関する情報などを踏まえ，政令で当該規定ごとに対象者を指定して適用しないこととするができる．

④予防接種の記録

市町村長または都道府県知事は，定期の予防接種等を行ったときは当該予防接種に関する記録を作成し，保存する．

（4）定期の予防接種等を受けたことによるものと疑われる症状の報告

病院・診療所の開設者・医師は，定期の予防接種等を受けた者が厚生労働省令で定める症状（対象疾患ごとに症状と期間が規定されている）を呈していると知ったときは，厚生労働大臣に報告する．

（5）健康被害の救済措置

市町村長は，当該市町村の区域内に居住する間に定期の予防接種等を受けた者が，疾病にかかり，障害の状態となり，または死亡した場合において，当該疾病，障害または死亡が当該定期の予防接種等を受けたことによるものであると厚生労働大臣が認定したときは給付を行う．

疾病・障害認定審査会

予防接種による健康被害の厚生労働大臣の認定にあたっては，第三者により構成される疾病・障害認定審査会により因果関係の審査が行われる．

4　検疫法
1）目的

この法律は，**国内に常在しない**感染症の病原体が船舶・航空機を介して国内に侵入することを防止するとともに，船舶・航空機に関してその他の感染症の予防に必要な措置を講ずることを目的とする．

2）内容
（1）検疫感染症

この法律において**検疫感染症**とは，**表7-6**に掲げる感染症をいう．

表7-6　検疫感染症

①一類感染症
　　エボラ出血熱，クリミア・コンゴ出血熱，痘そう，マールブルグ病，ラッサ熱，ペスト，南米出血熱
②新型インフルエンザ等感染症
③国内に常在しない感染症のうち，その病原体が国内に侵入することを防止するため，その病原体の有無に関する検査が必要なものとして政令で定めるもの
　　ジカウイルス感染症，チクングニア熱，中東呼吸器症候群，デング熱，鳥インフルエンザ（H5N1，H7N9），マラリア

※一類感染症の疑似症を呈している者，新型インフルエンザ等感染症の疑似症を呈しており当該感染症の病原体に感染したおそれのある者，一類感染症または新型インフルエンザ等感染症の病原体を保有している者で当該感染症の症状を呈していない者については，検疫感染症の患者とみなされる．

第 **8** 章 環境衛生法規

1 環境基本法
1) 目的
　地球環境の保護は，人類の健康で文化的な生活に重要である．この法律は環境を保護して安全に保つための基本理念を定めて，国，地方公共団体，事業者および国民の責任と義務を明らかにし，環境の保全に関する施策を推進することを目的としている．

2) 内容
　地球環境保全とは，人の活動による地球全体の温暖化，オゾン層の破壊の進行，海洋の汚染，野生生物の種の減少，その他地球規模の環境の保全であり，国民の健康で文化的な生活に寄与するものである．

　公害とは，環境の保全上の支障のうち，事業活動，人の活動により生ずる大気の汚染，水質の汚濁，土壌の汚染，騒音，振動，地盤の沈下および悪臭によって，人の健康または生活環境に被害が生ずることをいう．

　政府は環境の保全に関する施策を図るため，**環境基本計画**を定めなければならない．これには，環境の保全に関する総合的，長期的な施策の大綱，環境の保全に関する施策を総合的，計画的に推進するために必要な事項が含まれる．また，**大気汚染**，**水質汚濁**，**土壌汚染**および**騒音**に関わる環境上の条件について，人の健康を保護し，生活環境を保全するために必要な**環境基準**を定めなければならない．

2 公害健康被害の補償等に関する法律〈公害被害補償法〉
1) 目的
　この法律は事業活動，人の活動により生ずる著しい大気汚染または水質汚濁の影響による健康被害を補償し，被害者の福祉に必要な事業と大気汚染の影響による健康被害を予防するために迅速，公正な保護と健康の確保を目的としている．

2) 内容
(1) 地域および疾病の指定
　公害健康被害が生じる地域を次のように定めている．
　第一種地域：事業活動，人の活動に伴う著しい大気汚染の影響による疾病が

 環境基準

環境基準は，人の健康の保護および生活環境の保全のうえで「維持されることが望ましい基準」で，行政上の政策目標となる．人の健康等を維持するための最低限度としてではなく，より積極的に維持されることが望ましい目標として，その確保を図るもの．

 大気汚染防止法

工場および事業場における事業活動や，建築物等の解体等に伴うばい煙，揮発性有機化合物および粉じんの排出等の規制，有害大気汚染物質対策の推進，自動車排出ガスに係る許容限度を定めることにより，国民の健康を保護し生活環境を保全することを目的とする．

多発している地域として政令で定める地域.

　　第二種地域：事業活動，人の活動に伴う著しい大気汚染または水質汚濁の原因である物質と疾病の発症との因果関係が明らかであり，その疾病が多発している地域として政令で定める地域（水俣病，イタイイタイ病，慢性砒素中毒症が多発する5地域）．

（2）公害健康被害に対する補償

　　健康被害に対する補償のため支給される給付は，療養の給付および療養費，障害補償費，遺族補償費，遺族補償一時金，児童補償手当，療養手当，葬祭料である．公害健康被害は都道府県知事が認定し，被認定者に対し**公害医療手帳**を交付する．療養の給付は**公害医療機関**にて受ける．

3　廃棄物処理及び清掃に関する法律〈廃棄物処理法〉
1）目的

　　廃棄物とは，ごみ，粗大ごみ，燃え殻，汚泥，糞尿，廃油，廃酸，廃アルカリ，動物の死体，その他の汚物または不要物である．同法はこれら廃棄物の排出を抑制し，廃棄物の適正な分別，保管，収集，運搬，再生，処分等の処理について，また生活環境の保全，公衆衛生の向上を目的としている．**廃棄物**は同法が定めるところにより，適正に処分されなければならない．

2）内容
（1）廃棄物の分類

　　一般廃棄物：産業廃棄物以外の廃棄物．

　　特別管理一般廃棄物：一般廃棄物のうち，爆発性，毒性，感染性，その他の人の健康また生活環境に係る被害を生ずるおそれがある性状を有するものとして政令で定めるもの．

　　産業廃棄物：事業活動に伴って生じた廃棄物のうち，燃え殻，汚泥，廃油，廃酸，廃アルカリ，廃プラスチック類，その他政令で定める廃棄物．

　　特別管理産業廃棄物：産業廃棄物のうち，爆発性，毒性，感染性，その他の人の健康または生活環境に係る被害を生ずるおそれがある性状を有するものとして政令で定めるもの．

（2）感染性廃棄物の処理

　　病院・診療所・保健所・血液センター等の医療関係機関，衛生検査所，介護老人保健施設，介護医療院，助産所，動物の診療施設および試験研究機関から排出される**感染性廃棄物**は**特別管理産業廃棄物**に分類され，事業者は自らの責任において適正に処理しなければならない．

　　また，医療関係機関等においては施設内における感染事故を防止し，感染性廃棄物を適正に処理するために，**特別管理産業廃棄物管理責任者**を設置しなければならない．特別管理産業廃棄物管理責任者となることができるのは，医師，歯科医師，薬剤師，獣医師，保健師，助産師，看護師，臨床検査技師，衛生検

四大公害病

日本の高度経済成長期に重化学工業で発生した汚染物質が疾病の原因となった水俣病（メチル水銀），第二（新潟）水俣病（メチル水銀），イタイイタイ病（カドミウム），四日市ぜんそく（硫黄酸化物）をさす．

公害医療機関

公害医療機関は公害被害補償法により，認定を受けた者の指定疾病について，療養の給付を担当しなければならない．給付の範囲は，診察，薬剤・治療材料の支給，医学的処置，手術・その他の治療，居宅における療養上の管理およびその療養に伴う世話・看護，病院・診療所への入院およびその療養に伴う世話・看護である．

医療機関から排出される廃棄物

医療機関が自らの責任の下で，産業廃棄物（特別管理産業廃棄物を含む）として，自らまたは業者に委託して処理する．
①感染性廃棄物：医療行為等に伴って生ずる感染性廃棄物．
②非感染性廃棄物：医療行為等に伴って生ずる廃棄物のうち，感染性廃棄物以外の廃棄物．
③上記以外の廃棄物：紙くずなど．

感染性廃棄物

医療行為等により廃棄物となった脱脂綿，ガーゼ，包帯，ギプス，紙おむつ，注射針，注射筒，輸液点滴セット，体温計，試験管等の検査器具，有機溶剤，血液，臓器・組織等のうち，人が感染もしくは感染するおそれのある病原体が含まれるもの．

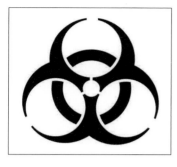

図8-1　バイオハザードマーク
感染性廃棄物の性状によって色分けを行う.
赤色：液状または泥状のもの（血液等）.
橙色：固形状のもの（血液等が付着したガーゼ等）.
黄色：鋭利なもの（注射針等）.

査技師などである.

　感染性廃棄物は性状に応じて**密封できる適切な容器**を使用し，容器には**バイオハザードマーク（図8-1）**を付けて関係者が感染性廃棄物であることを識別できるようにする必要がある.

　医療関係機関等で感染性廃棄物の処理を自ら行わない場合は，都道府県知事の許可を有する特別管理産業廃棄物処理業者に処理を委託しなければならない．感染性廃棄物を施設内処理する場合は，以下の方法により感染性を失わせなければならないと定められている.

① 焼却設備を用いて焼却する方法
② 溶融設備を用いて溶融する方法
③ 高圧蒸気滅菌（オートクレーブ）装置を用いて滅菌する方法
④ 乾熱滅菌装置を用いて滅菌する方法
⑤ 肝炎ウイルスに有効な薬剤または加熱によって消毒する方法

(3)　産業廃棄物の処理の委託（マニフェスト制度）

　マニフェスト制度は，産業廃棄物の委託処理における排出事業者の責任の明確化と，不法投棄の未然防止を目的として実施されている.

　産業廃棄物は，排出事業者が自らの責任で適正に処理することになっているが，委託する場合には，産業廃棄物の名称，運搬業者名，処分業者名，取扱い上の注意事項などを記載した**マニフェスト（産業廃棄物管理票）**を交付して，産業廃棄物が適正に処理されているかを把握する必要がある．マニフェストには従来の複写式伝票（保存期間5年）に加えて，電子情報を活用する電子マニフェストがある.

　排出事業者は，マニフェストの交付後90日以内（特別管理産業廃棄物の場合は60日以内）に，委託した産業廃棄物の中間処理（中間処理を経由せず直接最終処分される場合も含む）が終了したことをマニフェストで確認する必要がある．また，中間処理を経由して最終処分される場合は，マニフェスト交付後180日以内に最終処分が終了したことを確認しなければならない.

特別管理産業廃棄物管理責任者

特別管理産業廃棄物の排出状況の把握，処理計画の立案，適正な処理の確保（分別・保管状況の確認，委託業者の選定や適正な委託の実施等）を行う．臨床検査技師が責任者となっている施設もある.

第9章　労働衛生法規

1　労働基準法

1）目的

　この法律は，**労働者の労働契約条件**について**最低限の基準**を定めたものである．正規雇用労働者のみならず**非正規雇用労働者**（有期雇用，パートタイムなどの労働者）も含めた労働業務に従事するすべての労働者に適用される．

2）内容

　労働条件の決定においては，**労働者と使用者は対等の立場**である．憲法第28条は，労働者が集団となり使用者と対等な立場で交渉できるよう，**表9-1**の**労働三権**を保障している．

　使用者は労働者に対して差別してはならない．**均等待遇**し，**賃金は男女同一賃金**とする．強制労働を禁止し，**中間搾取（賃金の一部の横取り）の排除**，労働者の勤務中の選挙権行使や公の職務を行う場合の時間については便宜を図る．労働契約において使用者には，**表9-2**に示す義務，定めがある．

　労働契約において，**表9-2**の労働基準法が定める基準以下の条件で合意をした場合，それは無効となる．

表9-1　労働三権

①**団結権**：労働組合を結成する権利
②**団体交渉権**：使用者と団体交渉する権利
③**争議権（団体行動権）**：交渉内容に対する要求実現のため，労働者が団体で行動する権利

表9-2　労働契約における主な条件

①**労働条件（賃金，労働時間など）の明示**
②使用者が解雇する場合は 30 日前に予告
③**賃金の支払**（毎月 1 回以上一定期日払い）
④**労働時間は 1 日 8 時間，1 週 40 時間勤務**
　（他に変形労働時間制・**フレックスタイム制**・**裁量労働制**）
⑤**労働時間中の休憩**
　（労働時間 6 時間以上では 45 分，8 時間以上において 1 時間の休憩時間）
⑥**休日**（毎週 1 回）および**年次有給休暇**（5 日以上，**年 5 日の時季指定付与**）
⑦**時間外および休日の労働**［**労働組合**などと**三六（サブロク）協定**（本法第 36 条）を結び労働基準監督署に提出することで可能．ただし，**時間外労働には上限規制あり**］
⑧時間外，休日および深夜労働における**割増し賃金の支払い**
⑨**労働時間の客観的把握**（タイムカードや IC カードなどによる記録）
⑩**就業規則の作成**（労働基準監督署に届け出）およびその周知義務

労働者を差別等から守るための法律

1）育児休業，介護休業等育児又は家族介護を行う労働者の福祉に関する法律〈育児・介護休業法〉
育児や介護を理由に，不利益な取扱いを受けたり，勤務先を退職することなく，仕事と家庭を両立できることを目的にした法律

2）雇用の分野における男女の均等な機会及び待遇の確保等に関する法律〈男女雇用機会均等法〉
男女平等を保障し雇用における差別を禁止する法律

フレックスタイム制

労働者が日々の始業・終業時刻を自身で決定して働くことができる制度．

裁量労働制

労働時間と成果・業績が必ずしも連動しない職種（研究者等）において適用される制度．

三六（サブロク）協定

労働基準法第 36 条により，1 日 8 時間，週 40 時間を超える時間外労働，休日勤務を命じる場合，労働組合等と書面による協定を結び労働基準監督署に届け出ることが義務付けられている．

労働基準監督署

厚生労働省の出先機関で，労働基準法，労働契約法，労働組合法等の法令を守らない企業を取り締まるための機関．

2 労働安全衛生法

1）目的

　労働災害（労災）とは労働に起因して，**労働者が負傷，疾病，死亡すること**をいう．この法律の目的は，**労働基準法**とともに**労働災害（労災）防止**のための基準を作り，**労働者の安全と健康を確保し，快適な職場環境を形成・促進**することにある．

2）内容

（1）事業者（労働者を使用する者）の主な責務

　①**労災防止**のための基準遵守と**労働安全衛生**（職場環境の整備，健康診断・健康管理教育を含む）を確保する．

　②国が行う**労災防止の施策**への協力．

　③**労働安全衛生**の確保：事業場に総括安全衛生管理者，安全・衛生管理者，安全衛生推進者，産業医などを選任，安全・衛生委員会などを設ける，労働者の職場における**受動喫煙防止策**を講ずるなど．

　④**作業環境測定の実施**：有害な業務を行う作業場について実施する．

　⑤**健康診断の実施**：労働者の雇入時および1年に1回の**定期健康診断**（法定）を施行する．有害な業務（粉じん，放射線，特定化学物質の製造など）の従事者には**特殊健康診断**を実施する．労働者数が50人以上の事業者においては，**メンタルヘルス**対策として**ストレスチェック**を実施する．

　⑥**病者の就業禁止**：伝染病者，心臓・腎臓・肺等の疾病者は病状により就業を禁止する．

　⑦**危険物および有害物質等の規制**：黄燐マッチ，ベンジジン類など8種類の**発がん性物質の製造・取り扱い**などは**原則禁止**である．ただし，試験研究などのための使用で，都道府県労働局長の許可を得た場合は例外扱いである．ジクロルベンジジン類などの製造は厚生労働大臣の許可を得る．その他爆発性のもの，発火性のもの，引火性のもの，ベンゼンなど健康障害を生ずる危険性物質などを提供する際には所定の表示をする．

　⑧**安全のための教育の実施**

（2）厚生労働大臣（国）の主な責務

　①**理念**：**労働政策審議会**の意見を聞き，労災防止対策に関する重要事項を定めた計画（**労災防止計画**）の策定を行う．**1人の被災者も出さない**という基本理念の下，各種取り組みが進行している．

　②**健康管理手帳の交付**：都道府県労働局長は，法定の業務（**重度の健康障害を生ずる可能性のある業務**など）に従事していた者に対し，退職時に，**健康管理手帳**を交付する．

 働き方改革を推進するための関係法律の整備に関する法律〈働き方改革関連法〉

本法律は，労働者が各自の事情に応じた多様な働き方を選択できる社会を実現する働き方改革を総合的に推進するために制定された．長時間労働の是正，多様で柔軟な働き方の実現，雇用形態にかかわらない公正な待遇の確保等のための措置を講ずることを目的としている（平成30年7月6日公布）．これにより労働基準法等が改正された．これまで問題となっていた医師の長時間労働についても，労働時間短縮のため医療従事者でタスク・シフト／タスク・シェアが進められている（→ p.30側注，p.59〜60側注）．

 メンタルヘルス

精神面における健康状態のこと．職務・労働に起因する精神的な疲労，ストレス，悩みなどを軽減する目的でストレスチェックがある．

 ストレスチェック

労働者がストレスに関する質問票（選択回答）を記入し，それを集計・分析することで，自身のストレスがどのような状態にあるのかを調べる検査のこと．

 健康管理手帳

交付要件として，粉じん作業，石綿を取り扱う作業など14業務と，業務に従事した期間などが決められている．健康管理手帳の交付を受けると，指定された医療機関で健康診断を年2回（じん肺の健康管理手帳については年1回）無料で受けることができる．

 じん肺法

じん肺とは粉じん（石綿，金属粉など）を吸入することによって生じた肺疾患

表9-3　労災保険給付の内容

①療養給付：受診に際して治療費全額
②介護給付：介護を受けている場合の費用
③休業給付：仕事を休む場合，給料の約8割
④障害給付：障害が残った場合，年金あるいは一時金
⑤遺族給付：死亡の場合，遺族に年金あるいは一時金

表9-4　社会復帰促進等事業の内容

①社会復帰促進事業：被災労働者の円滑な社会復帰を促進する
②被災労働者等援護事業：被災労働者およびその遺族の援護を図る
③安全確保等事業：労働者の安全および衛生の確保などを図る

じん肺法（つづき）

/を意味する．じん肺となる労働者が多かったことから，適正な予防および健康管理等必要な措置を講ずるために1960年に制定された法律．

3　労働者災害補償保険法〈労災保険法〉

1）目的

　この法律は，**業務上の事由や通勤による労働者の負傷，疾病，障害，死亡**などに対して迅速で公正な補償をするため，**保険給付**を行う．また，負傷，疾病にかかった労働者の社会復帰支援・促進，遺族の援護を行い，労働者の福祉増進に寄与することを目的として制定された．

2）内容

（1）労災保険

　業務災害や**通勤災害**における**保険給付（表9-3）**と**社会復帰促進等事業（表9-4）**の2つからなる．給付責任者は国・厚生労働大臣である．

（2）労災保険の管理運営

　厚生労働省労働基準局が行う．**労災保険の費用（労働保険料）**は，事業主が全額負担する．原則として労働者を1名でも使用している事業所はその規模を問わず**労働保険料**を納める．**保険料の徴収**などは都道府県労働局が行い，保険給付，特別支給金，労災就学等援護費，休業補償特別援護金などの事務は**労働基準監督署**が行う．

（3）労災保険の対象者

　正規雇用および非正規雇用の労働者すべてである．

第10章 社会保障・福祉関連法規

社会保障制度は，国民の生活が損なわれないように生活の安定を支えるセーフティネットであり，社会基盤である．そのセーフティネットに，社会保険制度と社会福祉制度がある．

社会保険制度とは，病気，加齢，障害，失業，死亡などにより生活が困難になることに備えて，あらかじめ保険者が保険料を徴収し，被保険者に保険給付するシステムとなっている．社会保険の種類には，**医療保険，介護保険，年金保険，雇用保険，労災保険**の5つの分野があり，各社会保険はそれぞれの法令により，保険者，被保険者，保険給付，保険料などが定められている（労災保険は第9章参照）．

社会福祉制度は，生活困窮者，高齢者，障害者，児童，母子および父子などが社会生活を送るうえで困窮しないように，社会の一員として自立した生活が営めるように支援する制度である．

セーフティネット

老齢や失業，病気などいろいろな原因によって，生活が困難にならないように保障制度を網目のようにはりめぐらしている．

Ⅰ 医療保険関連法規

公的な医療保険には，会社員など雇用されている人を対象とする**被用者保険**，自営業者や農業従事者などを対象とする**国民健康保険**，75歳以上の高齢者（65歳以上の一定の障害者を含む）を対象とする**後期高齢者医療制度**（→ p.94 参照）がある．また，被用者保険には，会社員とその家族が加入する健康保険，公務員や教職員とその家族が加入する各種共済保険，船員とその家族が加入する船員保険がある．

健康保険は「健康保険法」，国民健康保険は「国民健康保険法」などの個々の根拠法令により規定されている（**図 10-1**）．

わが国の国民は，何らかの公的医療保険に加入することになり，そのため日本は**国民皆保険制度**となっている．

国民皆保険制度

1961年に国民全員が公的医療保険に加入し，日本全国どこでも医療を受けられる国民皆保険制度が整えられた．
諸外国では，国により保険制度が異なり，民間保険しか加入できないケースもある．

1 健康保険法
1）目的

労働者とその家族の業務災害以外の病気，怪我，死亡，出産に関しての保険給付を行う．業務上の災害については，労災保険の適用となる．

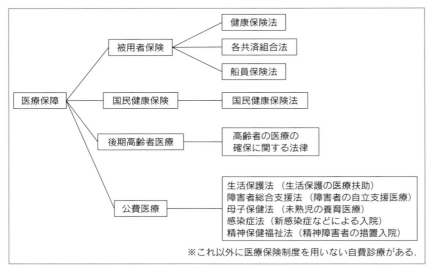

図10-1　各医療保険と法律

2）内容

（1）保険者と被保険者

　保険者は，**全国健康保険協会（協会けんぽ）**または**健康保険組合**である．

　全国健康保険協会（協会けんぽ）の被保険者は，主に中小企業で働く従業員とその家族である．健康保険組合の被保険者は，主に大企業の従業員とその家族である．

（2）保険料

　保険料は，被保険者の報酬に応じて標準報酬月額と標準賞与額にて決定し，徴収される．

（3）保険給付の種類

　保険給付（**表10-1**）は，**現金給付**と**現物給付**に分けられる．療養の給付は，診断・投薬・処置・検査などの医療行為が給付される現物給付である．

　療養の給付の自己負担割合は，基本3割負担となっているが，未就学児は2割，70～74歳は基本2割，現役並みの所得者は3割負担である．

（4）保険医療機関の指定と保険医の登録

　保険診療を行う病院の開設者は，厚生労働大臣に申請し**保険医療機関**としての指定を受ける必要がある．また，保険医療機関で保険診療を行う医師は，申請し厚生労働大臣の登録を受けなければならない．歯科医師，保険薬局，保険薬局において健康保険の調剤に従事する薬剤師も同様である．

　「保険医療機関及び保険医療養担当規則」に基づき保険医療を行い，**診療報酬**に基づき保険請求を行うことによって，保険医療が成り立っている．

 公費医療

2020年初頭に発生した新型コロナウイルス感染症（COVID-19）のPCR検査については，感染症法に基づき行政検査として公費医療で行われた．

 共済組合法

共済組合法には，国家公務員共済組合法，地方公務員等共済組合法，私立学校教職員共済組合法などがある．

 全国健康保険協会（協会けんぽ）

平成20年（2008年）に健康保険法に基づき設立された被用者保険者の一つである．主に中小企業の従業員とその家族が加入しており，日本最大の医療保険者である．

 健康保険組合

健康保険組合は，常時700人以上いる企業は単独で設立することができる．またその条件を満たさない場合は，複数の会社が共同で設立することもできる．

 標準報酬月額と標準賞与額

標準報酬月額とは，4月，5月，6月の3か月間に支払われた報酬の平均額を計算し，算出した月平均額を標準報酬月額等級表に当てはめ，標準報酬月額が決定する．標準賞与額は，税引き前の賞与総額から千円未満を切り捨てた額をいう．

後期高齢者の窓口負担割合

令和3年（2021年）6月に一定の所得がある後期高齢者の窓口負担を1割から2割に引き上げる医療制度改革関連法案が成立した．後期高齢者医療制度の対象者である75歳以上は基本1割負担であり，一定以上の所得がある所得者は2割，現役並みの所得者は3割負担である．令和4年（2022年）10月1日施行．

表10-1　保険給付

①療養の給付並びに，入院時食事療養費，入院時生活療養費，保険外併用療養費，療養費，訪問看護療養費および移送費の支給
②傷病手当金の支給
③埋葬料の支給
④出産育児一時金の支給
⑤出産手当金の支給
⑥家族療養費，家族訪問看護療養費および家族移送費の支給
⑦家族埋葬料の支給
⑧家族出産育児一時金の支給
⑨高額療養費および高額介護合算療養費の支給

> **現物給付と現金給付**
> 医療機関で保険証を提示することで医療行為そのものを受けられることを現物給付といい，出産育児一時金や埋葬料など現金が支給されることを現金給付という．

2　国民健康保険法
1）目的
　この法律は，国民健康保険事業の健全な運営を確保し，社会保障および国民保健の向上に寄与することを目的としている．

> **保険医療機関及び保険医療養担当規則**
> 療養担当規則ともいい，検査については「各種の検査は，診療上必要があると認められる場合に行う．各種の検査は，研究の目的をもって行ってはならない．ただし，治験に係る検査については，この限りでない．」と規定している．

2）内容
（1）保険者と被保険者
　保険者は，**都道府県・市町村（特別区を含む）**や**国民健康保険組合**である．
　被保険者は，都道府県の区域内に住所を有する人が被保険者となるが，健康保険法の被保険者等，他の被保険者は該当しない．

（2）保険料
　保険者である市町村等は，保険料を決定し，被保険者から徴収する．

> **国民健康保険組合**
> 国民健康保険法に基づいて設立された組合であり，同じ事業や業務に従事している者で構成される．医師や薬剤師の国民健康保険組合がある．

（3）保険給付の種類，保険医療機関の指定と保険医の登録
　健康保険法と同様の規定が，国民健康保険法でも定められている．

Ⅱ　介護保険関連法規

1　介護保険法
1）目的
　介護保険制度は，高齢化が進むことに伴い，介護が必要な高齢者の増加や介護期間の長期化などの問題が出てきたため，従来の老人福祉・老人医療制度を見直し，社会全体で支え合う仕組みとして 1997 年に介護保険法が成立，2000 年から施行された．

> **地域包括ケアシステム**
> 高齢になって医療や介護が必要な状態になっても，住み慣れた地域で自分らしい暮らしを人生の最後まで続けることができるよう，住まい・医療・介護・予防・生活支援が一体的に提供される仕組みである．それぞれの地域の実情に応じた仕組みの構築を，2025年を目途に目指している．

2）内容
（1）保険者と被保険者
　保険者は，**市町村（特別区を含む）**である．
　被保険者は，**第 1 号被保険者**として市町村の区域内に住所を有する **65 歳以上の者**，**第 2 号被保険者**として市町村の区域内に住所を有する **40 歳以上**

表10-2　介護給付・予防給付

介護給付一覧	予防給付一覧
①居宅介護サービス費	①介護予防サービス費
②特例居宅介護サービス費	②特例介護予防サービス費
③地域密着型介護サービス費	③地域密着型介護予防サービス費
④特例地域密着型介護サービス費	④特例地域密着型介護予防サービス費
⑤居宅介護福祉用具購入費	⑤介護予防福祉用具購入費
⑥居宅介護住宅改修費	⑥介護予防住宅改修費
⑦居宅介護サービス計画費	⑦介護予防サービス計画費
⑧特例居宅介護サービス計画費	⑧特例介護予防サービス計画費
⑨施設介護サービス費	⑨高額介護予防サービス費
⑩特例施設介護サービス費	⑩高額医療合算介護予防サービス費
⑪高額介護サービス費	⑪特定入所者介護予防サービス費
⑫高額医療合算介護サービス費	⑫特例特定入所者介護予防サービス費
⑬特定入所者介護サービス費	
⑭特例特定入所者介護サービス費	

65 歳未満の医療保険加入者である.

（2）要介護・要支援の認定

　保険給付を受けようとする被保険者は，要介護・要支援の認定を受けなければならない．認定は市町村に申請して，認定調査による一次判定と主治医の意見書をもとに介護認定審査会で二次判定される．

　認定の区分は，**要介護 1 ～ 5**，**要支援 1・2** である．

（3）保険給付の種類

　保険給付の種類には，被保険者の要介護状態に対する**介護給付**，要支援状態に対する**予防給付**，要介護状態または要支援状態の軽減もしくは悪化の防止に資する給付として市町村が条例で定める**市町村特別給付**の 3 種類がある．

　介護給付・予防給付（表 10-2）のうち，施設や居宅でのサービスは基本現物給付となり，住宅改修費などは現金給付の対象となる．

　利用者本人が自らの意思に基づいてサービスを選択でき，ケアプランをつくることができる．

　給付を受けられるのは，**65 歳以上の人**と**特定疾病（16 種類）**（**表 10-3**）が原因で要介護・要支援になった**第 2 号被保険者**である．

（4）財源と費用負担

　介護保険の財源は，公費 50%，保険料 50% の割合となっており，介護サービスを利用した場合の利用者負担は基本 1 割（一定の収入がある場合は 2 ～ 3割）である．

（5）保険料

　第 1 号被保険者は市町村で決められた保険料を徴収されるが，第 2 号被保険者は加入している医療保険の算出方法によって保険料が決定し，医療保険とあわせて徴収される．

要介護と要支援の定義

「要介護」とは，身体等の障害があるために，日常生活における基本的な動作について常時介護が必要と見込まれる状態をいう．
「要支援」とは，身体等の障害があるために，日常生活における基本的な動作について常時介護を要する状態の軽減または悪化の防止に資する支援を要する状態または日常生活を営むのに支障があると見込まれる状態をいう．

地域包括支援センター

高齢者の健康の保持および生活の安定のために必要な支援や相談を受けることにより，保健医療の向上および福祉の増進を包括的に支える施設である．介護保険法で定められており，市町村が設置主体となっている．

介護支援専門員（ケアマネージャー）

要介護者や要支援者等に関する相談援助，心身の状況等に応じた訪問介護やデイサービスなどを受けられるようケアプランの作成，市町村やサービス事業者等との連絡調整を行う介護保険法で定められた専門職である．

表10-3　特定疾病（16種類）（介護保険法施行令第2条）

①がん（医師が一般に認められている医学的知見に基づき回復の見込みがない状態に至ったと判断したものに限る）
②関節リウマチ
③筋萎縮性側索硬化症
④後縦靭帯骨化症
⑤骨折を伴う骨粗鬆症
⑥初老期における認知症
⑦進行性核上性麻痺，大脳皮質基底核変性症およびパーキンソン病
⑧脊髄小脳変性症
⑨脊柱管狭窄症
⑩早老症
⑪多系統萎縮症
⑫糖尿病性神経障害，糖尿病性腎症および糖尿病性網膜症
⑬脳血管疾患
⑭閉塞性動脈硬化症
⑮慢性閉塞性肺疾患
⑯両側の膝関節または股関節に著しい変形を伴う変形性関節症

Ⅲ　年金保険関連法規

　年金制度は，20歳以上60歳未満の全国民が加入対象としている**国民年金（基礎年金）**と，会社員や公務員などの被用者が加入対象となる**厚生年金**がある．
　国民年金は国民年金法，厚生年金は厚生年金保険法の根拠法令により規定されている．
　日本の公的年金は，主に**賦課方式**で運営されている．

1　国民年金法
1）目的
　老齢，障害または死亡によって国民生活の安定が損なわれることを国民の共同連帯によって防止し，健全な国民生活の維持および向上に寄与することを目的としている．

2）内容
（1）保険者と被保険者
　保険者は**政府（厚生労働省）**であり，運営事務の多くは委託を受けた**日本年金機構**が行っている．
　被保険者は，以下の3つの類型に分けられる（**図10-2**）．
　第1号被保険者：日本国内に住所を有する20歳以上60歳未満の者であって，第2号と第3号のいずれにも該当しない者．
　第2号被保険者：厚生年金保険の被保険者．
　第3号被保険者：第2号被保険者に扶養されている20歳以上60歳未満の配偶者．

賦課方式と積立方式

賦課方式は，年金支給のために必要な財源を現役世代の保険料収入から用意する方式である．
積立方式は，現役時代に積み立てた保険料を老後に受け取る方式である．

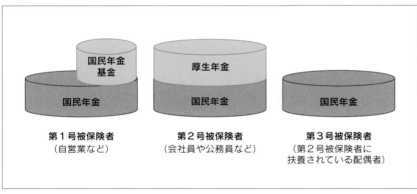

図10-2　公的年金制度

 国民年金基金

国民年金法の規定に基づく公的な年金であり，第1号被保険者が任意で加入でき，国民年金に上乗せすることができる．

（2）給付の種類

65歳から支給される**老齢基礎年金**，病気や怪我で障害状態になった場合に支給される**傷害基礎年金**，被保険者が死亡した場合に扶養していた家族に支給される**遺族基礎年金**などがある．

（3）保険料

保険料は，決められた国民年金の保険料額に保険料改定率を乗じた額を納める．保険料改定率は毎年度見直される．

第2号被保険者と第3号被保険者の保険料は，厚生年金保険者が厚生年金保険料とまとめて納付する．

2　厚生年金保険法
1）目的

労働者の老齢，障害または死亡について保険給付を行い，労働者およびその遺族の生活の安定と福祉の向上に寄与することを目的としている．

2）内容
（1）保険者と被保険者

国民年金と同様に，保険者は**政府（厚生労働省）**であり，運営事務の多くは委託を受けた**日本年金機構**が行っている．

被保険者は，会社等で常時雇われている者である．

（2）給付の種類

国民年金と同様に，老齢厚生年金，傷害厚生年金，遺族厚生年金などがある．

（3）保険料

国民年金は一定額を徴収されるが，厚生年金は被保険者の報酬に応じた標準報酬月額および標準賞与額に保険料率を掛けて算出され，事業者と被保険者が半分ずつ負担し徴収される．

国民年金の保険料

平成16年（2004年）の制度改正により，令和元年（2019年）度以降の保険料は月額17,000円となっている．令和3年（2021年）度の実際の保険料は保険料改定率を乗じて16,610円，令和4年（2022年）度の保険料は16,590円，令和5年（2023年）度の保険料は16,520円，令和6年（2024年）度の保険料は16,980円となる．

 国民年金の支給額

令和5年（2023年）度の年金額は，令和4年（2022年）度から原則2.2%の引き上げとなった．そのため，67歳以下の老齢基礎年金（満額）は月額66,250円となった．

 年金制度改正法

令和2年（2020年）の法改正により，年金制度が強化され被用者保険の適用が拡大されるとともに，60〜70歳の間となっている年金の受給開始時期の選択肢が，60〜75歳の間に拡大された．令和4年（2022年）4月1日施行（ただし，一部は順次施行）．

表10-4　失業等給付

①求職者給付：基本手当, 技能習得手当, 寄宿手当, 傷病手当, 高齢求職者給付金,
　　　　　　特例一時金, 日雇労働求職者給付金
②就職促進給付：就業促進手当, 移転費, 求職活動支援費
③教育訓練給付：教育訓練給付金
④雇用継続給付：高年齢雇用継続基本給付金および高年齢再就職給付金, 介護休
　　　　　　業給付金

Ⅳ 労働保険関連法規

　労働保険には, 労働者が失業した場合などに必要な給付を行う**雇用保険**と, 業務上で負傷や死亡した場合などに保険給付を行う**労災保険**の2種類がある.

　雇用保険は雇用保険法, 労災保険は労働者災害補償法の根拠法令により規定されている（労働者災害補償法は第9章を参照）.

1 雇用保険法
1）目的

　労働者が失業した場合や教育訓練を受けたときなどに必要な給付を行うことによって, 労働者の生活や雇用の安定を図るなど, 労働者福祉を増進することを目的としている.

2）内容
（1）保険者と被保険者

　保険者は**政府**であり, 法で定める厚生労働大臣の権限の一部は都道府県労働局長に委任されている.

　被保険者は, **公務員を除く労働者**である.

（2）給付の種類

　失業等給付である求職者給付, 就職促進給付, 教育訓練給付, 雇用継続給付の4種類（**表10-4**）と**育児休業給付**がある.

（3）保険料と費用負担

　保険料は, 賃金の総額に雇用保険率（事業者負担と労働者負担分）を乗じた額を, 事業者が徴収法に基づき労災保険料と一緒に徴収される.

　給付等の費用は, 保険料と国庫負担によって賄われる.

Ⅴ 社会福祉関連法規

1 生活保護法
1）目的

　国が生活に困窮するすべての国民に対し, その困窮の程度に応じ, 必要な保護を行い, その最低限度の生活を保障するとともに, その自立を助けることを

　雇用保険臨時特例法

令和2年6月に新型コロナウイルス感染症等の影響に対応するため, 雇用保険法の特例措置等を講じるため法改正が行われた.
新型コロナウイルス感染症およびそのまん延防止の措置の影響により休業させられた労働者のうち, 休業中に賃金（休業手当）を受けることができなかった人に対して, 新型コロナウイルス感染症対応休業支援金・給付金が支給できる新たな給付制度など.

　徴収法

正式名称を「労働保険の保険料の徴収等に関する法律」といい, 雇用保険と労災保険の徴収について規定されている.

表10-5　生活保護法における8つの扶助

扶助	内容	給付（原則）
①生活扶助	日常生活に必要な費用（食費，衣類費など）	現金給付
②教育扶助	義務教育に必要な教科書，学用品，給食など	現金給付
③住宅扶助	家賃，家屋補修など	現金給付
④医療扶助	医療保険と同様なもの	現物給付
⑤介護扶助	介護保険法の給付対象となる介護サービスと同様なもの	現物給付
⑥出産扶助	出産の費用	現金給付
⑦生業扶助	仕事に就くための費用，仕事の技能を習得する費用	現金給付
⑧葬祭扶助	葬祭費用	現金給付

目的としている．

2）内容
（1）生活保護の基本原理
①国家責任の原理：最低限度の生活を保障する必要な保護は，国家の責任において行われる．

②無差別平等の原理：法律が定める要件を満たす限り，保護を無差別平等に受けることができる．

③最低生活保障の原理：保障される最低限度の生活は，健康で文化的な生活水準を維持することである．

④補足性の原理：資産，他の法律による扶助，扶養援助などは，生活保護に優先して行われる．

（2）生活保護の基本原則
①申請保護の原則：原則として申請に基づいて行われる．

②基準および程度の原則：国の定める基準で需要を測り，最低限度の生活を補う程度とし，過剰にならないようにする．

③必要即応の原則：要保護者や世帯の状況などを考慮して行う．

④世帯単位の原則：保護の要否や程度は，世帯単位で定める．

（3）保護の種類
保護の種類は8つの扶助であり，医療扶助と介護扶助の現物給付と，それ以外が原則現金給付である（**表10-5**）．

（4）保護の実施機関
実施機関は都道府県知事，市長や福祉事務所を管理する町村長であり，保護の決定や実施の事務を行う．

（5）保護施設
都道府県・市町村は，生活保護を行うため保護施設を設置することができる．保護施設が設置できるのは，都道府県，市町村，地方独立行政法人，社会福祉

法人，日本赤十字社である．保護施設には次の5種類がある．
　①救護施設
　②更生施設
　③医療保護施設
　④授産施設
　⑤宿所提供施設

2　児童福祉法
1）目的
　すべての児童（満18歳未満）が適切に養育され，その生活を保障されることを目的とされており，児童の福祉や権利，支援等を定めた法律である．また，児童相談所や児童福祉施設の設置などを規定し，児童福祉の保障として，小児慢性特定疾病医療費の支給等も定めている．

2）内容
（1）児童相談所
　都道府県に児童相談所の設置を定めており，児童に関するさまざまな問題の相談を受け，虐待等のように児童の保護が必要な場合に一時保護も行っている．
（2）児童福祉施設
　助産施設，乳児院，母子生活支援施設，保育所，幼保連携型認定こども園，児童厚生施設，児童養護施設，障害児入所施設，児童発達支援センター，児童心理治療施設，児童自立支援施設および児童家庭支援センターの12種類が規定されており，養育が困難な児童の保護や自立支援を行っている．
（3）小児慢性特定疾病医療費の支援
　対象疾患群として，悪性新生物，慢性腎疾患，慢性呼吸器疾患，慢性心疾患，内分泌疾患，膠原病，糖尿病，先天性代謝異常，血液疾患，免疫疾患，神経・筋疾患，慢性消化器疾患，染色体または遺伝子に変化を伴う症候群，皮膚疾患，骨系統疾患，脈管系疾患があり，医療費の負担軽減を図るために，自己負担分の一部を支援している．
（4）療育の給付
　骨関節結核およびその他の結核にかかっている児童に対し，指定療育機関に入院した時の専門的な医療の給付，学習および療養生活に必要な物品の支給を定めている．

3　老人福祉法
1）目的
　この法律は，老人の福祉に関する原理などを明らかにし，老人に対し，その心身の健康の保持および生活の安定のために必要な措置を講じ，もって老人の福祉を図ることを目的としている．

2）内容

（1）基本的理念

老人は，多年にわたり社会の進展に寄与してきた者として，かつ，豊富な知識と経験を有する者として敬愛されるとともに，生きがいをもてる健全で安らかな生活を保障されるものとする．

老人は，老齢に伴って生ずる心身の変化を自覚して，常に心身の健康を保持し，または，その知識と経験を活用して，社会的活動に参加するように努めるとともに，その希望と能力に応じ，適当な仕事に従事する機会，その他社会的活動に参加する機会を与えられるものとする．

（2）老人の日および老人週間

9月15日を「老人の日」と定め，9月15日～9月21日を「老人週間」と定めている．

（3）福祉の措置

高齢者福祉サービスは，2000年に介護保険制度が導入されてから介護保険法に基づき行われ，優先的に適用されてきた．しかし，やむを得ない事由により介護保険サービスが受けられない高齢者に対しては，老人福祉法における福祉の措置に基づいて，市町村がこれらのサービスを行う．

（4）老人福祉施設の設置

老人福祉施設とは，高齢者の心身の健康や生活の安定を図るために老人福祉法で規定されている施設であり，下記の7種類がある．

①老人デイサービスセンター，②老人短期入所施設，③老人介護支援センター，④養護老人ホーム，⑤特別養護老人ホーム，⑥軽費老人ホーム（ケアハウスは軽費老人ホームの一種），⑦老人福祉センター

 老人の日と敬老の日

老人の日と同様の趣旨の記念日として，敬老の日がある．敬老の日は，国民の祝日に関する法律により定められている国民の祝日であり，9月の第3月曜日に定められている．

4　障害者基本法

1）目的

この法律は，すべての国民が，障害の有無にかかわらず，基本的人権を有するかけがえのない個人として尊重されるものであるとの理念に則り，人格と個性を尊重し合いながら共生する社会を実現するため，障害者の自立および社会参加の支援等のための施策に関し，基本原則を定めている．

また，国，地方公共団体等の責務を明らかにし，障害者の自立および社会参加の支援等のための施策を総合的かつ計画的に推進することを目的としている．

2）内容

（1）定義

①障害者：身体障害，知的障害，精神障害（発達障害を含む），その他の心身の機能の障害がある者であって，障害および社会的障壁により継続的に日常生活または社会生活に相当な制限を受ける状態にあるものをいう．

②社会的障壁：障害がある者にとって，日常生活または社会生活を営むうえで障壁となるような社会における事物，制度，慣行，観念，その他一切のものをいう．

(2) 基本原則

「地域社会における共生等」，「差別の禁止」，「国際協調」の3つの基本原則を定めている．

①地域社会における共生等：あらゆる分野の活動に参加する機会やどこで誰と生活するかの選択ができ，地域社会において他の人々と共生することが妨げられないこと．また，手話を含む言語の選択ができ，情報の取得や利用についても選択の機会が増えるようにすること．

②差別の禁止：障害を理由に差別することや権利利益を侵害してはならない．社会的障壁を取り除くことを必要としている場合，負担が重すぎない範囲で実施するよう配慮しなければならない．また，国は，啓発や知識の普及を図るために，情報の収集・整理・提供を行うこと．

③国際的な協調：共生する社会を実現するための施策は，国際的な協調のもとに行われなければならない．

(3) 政府等の責務

①政府の責務：障害者の自立や社会参加の支援等のための施策の総合的かつ計画的な推進を図るための基本的な計画である「障害者基本計画」を策定する．

②都道府県の責務：障害者基本計画を基本とし，都道府県における障害者の状況等を踏まえて，施策の基本的な計画である「都道府県障害者計画」を策定する．

③市町村の責務：障害者基本計画および都道府県障害者計画を基本とし，市町村における障害者の状況等を踏まえて，施策の基本的な計画である「市町村障害者計画」を策定する．

(4) 障害者週間

国民に広く基本原則に関する関心と理解を深め，障害者があらゆる分野に参加することを促進するために12月3日〜12月9日を「障害者週間」としている．

(5) 他の障害者福祉の法律との関係について

「障害者基本法」の基本理念に則り，「障害者総合支援法」はこれまで障害者ごとに異なる法律に基づいて提供されてきた福祉サービス，公費負担医療等について，共通の制度下で一元的に規定している．また，障害種別の事項は，「身体障害者福祉法」「知的障害者福祉法」「発達障害者支援法」「精神保健福祉法」で規定している．

①障害者の日常生活及び社会生活を総合的に支援するための法律〈障害者総合支援法〉

障害者自立支援法を改正・名称変更し，平成24年（2012年）6月に公布し，平成25年（2013年）4月から施行された．

障害者基本法の基本的な理念に則り、障害者および障害児が個人としての尊厳にふさわしい日常生活または社会生活を営むことができるよう、必要な支援を総合的に行い、障害者および障害児の福祉の増進を図ること等を目的としている。法律では、介護給付費や自立支援医療費などの自立支援給付についても定めている。

②精神保健及び精神障害者福祉に関する法律〈精神保健福祉法〉

精神障害者の医療・保護と社会復帰の促進のために必要な援助を行うことで、精神障害者の福祉の増進と国民の精神保健の向上を目的としている。

この法律の「精神障害者」とは、統合失調症、精神作用物質による急性中毒またはその依存症、知的障害その他の精神疾患を有する者をいう。

都道府県に精神保健福祉センターの設置、厚生労働大臣による精神保健指定医の指定などを規定し、精神障害者保健福祉手帳の交付についても定めており、法律に基づく入院形態として、任意入院、医療保護入院、応急入院、措置入院、緊急措置入院がある。

③身体障害者福祉法

身体障害者の自立と社会経済活動への参加を推進するため、身体障害者を援助し必要に応じて保護し身体障害者の福祉の増進を図ることを目的としている。

この法律の「身体障害者」とは、法で定める身体上の障害がある 18 歳以上で都道府県知事から身体障害者手帳の交付を受けた者をいう。

④知的障害者福祉法

知的障害者の自立と社会経済活動への参加を促進するため、知的障害者を援助するとともに必要な保護を行い、知的障害者の福祉を図ることを目的としている。

対象となる知的障害者は、年齢を問わず児童から成人までの社会通念上知的障害者と考えられる者をいう。知的障害者が各種の援助措置等を受けやすくするために療育手帳が交付されており、「療育手帳制度について（昭和 48 年 9 月 27 日厚生省発児第 156 号厚生事務次官通知）」が根拠となり運用されている。

⑤発達障害者支援法

発達障害の症状の発現後早期に発見し支援をすること、国や地方公共団体の責務を明確にすることにより障害の有無にかかわらず共生する社会を実現することを目的としている。

発達障害とは、自閉症、アスペルガー症候群その他の広汎性発達障害、学習障害、注意欠陥多動性障害等を定義している。都道府県に発達障害者やその家族の支援する拠点として発達障害者支援センターを設置することを定めている。

付　録

I．主要法令

臨床検査技師等に関する法律

$$\begin{pmatrix}昭和33年4月23日\\法律第76号\end{pmatrix}$$

施行　昭和 33 年 7 月 22 日

改正経過省略・最終改正　令和 4．法律 68

第1章　総　則

（この法律の目的）

第1条　この法律は，臨床検査技師の資格等を定め，もって医療及び公衆衛生の向上に寄与することを目的とする．

（定　義）

第2条　この法律で「臨床検査技師」とは，厚生労働大臣の免許を受けて，臨床検査技師の名称を用いて，医師又は歯科医師の指示の下に，人体から排出され，又は採取された検体の検査として厚生労働省令で定めるもの（以下「検体検査」という．）及び厚生労働省令で定める生理学的検査を行うことを業とする者をいう．

第2章　免　許

（免　許）

第3条　臨床検査技師の免許（以下「免許」という．）は，臨床検査技師国家試験（以下「試験」という．）に合格した者に対して与える．

（欠格事由）

第4条　次の各号のいずれかに該当する者には，免許を与えないことができる．

(1)　心身の障害により臨床検査技師の業務を適正に行うことができない者として厚生労働省令で定めるもの

(2)　麻薬，あへん又は大麻の中毒者

(3)　第2条に規定する検査の業務に関し，犯罪又は不正の行為があった者

（臨床検査技師名簿）

第5条　厚生労働省に臨床検査技師名簿を備え，免許に関する事項を登録する．

（登録及び免許証の交付）

第6条　免許は，試験に合格した者の申請により，厚生労働大臣が臨床検査技師名簿に登録することによって行う．

2　厚生労働大臣は，免許を与えたときは，臨床検査技師免許証を交付する．

（意見の聴取）

第7条　厚生労働大臣は，免許を申請した者について，第4条第1号に掲げる者に該当すると認め，同条の規定により免許を与えないこととするときは，あらかじめ，当該申請者にその旨を通知し，その求めがあったときは，厚生労働大臣の指定する職員にその意見を聴取させなければならない．

（免許の取消等）

第8条　臨床検査技師が第4条各号のいずれかに該当するに至ったときは，厚生労働大臣は，その免許を取り消し，又は期間を定めて臨床検査技師の名称の使用の停止を命ずることができる．

2　都道府県知事は，臨床検査技師について前項の処分が行われる必要があると認めるときは，その旨を厚生労働大臣に具申しなければならない．

3　第1項の規定による取消処分を受けた者であっても，その者がその取消しの理由となった事項に該当しなくなったとき，その他その後の事情により再び免許を与えるのが適当であると認められるに至ったときは，再免許を与えることができる．

（聴聞等の方法の特例）

第9条　前条第1項の規定による処分に係る行政手続法（平成5年法律第88号）第15条第1項又は第30条の通知は，聴聞の期日又は弁明を記載した書面の提出期限（口頭による弁明の機会の付与を行う場合には，その日時）の2週間前までにしなければならない．

（政令への委任）

第10条　この章に規定するもののほか，免許の申請，臨床検査技師名簿の登録，訂正及び消除並びに臨床検査技師免許証の交付，書換交付，再交付，返納及び提出に関して必要な事項は，政令で定める．

第3章　試　験

（試験の目的）

第11条　試験は，第2条に規定する検査に必要な知識及び技能（同条に規定する検査のための血液を採取する行為で政令で定めるもの（以下「採血」という．）及び同条に規定する検査のための検体（血液を除く．）を採取する行為で政令で定めるもの（第20条の2第1項第2号において「検体採取」という．）に必要な知識及び技能を含む．以下同じ．）について行う．

（試験の実施）

第12条　試験は，厚生労働大臣が毎年少くとも1回行う．

（試験委員）

第13条　試験の実施に関して必要な事務をつかさどらせるため，厚生労働省に臨床検査技師試験委員（以下「試験委員」という．）を置く．

2　試験委員に関して必要な事項は，政令で定める．

（試験委員等の不正行為の禁止）

第14条　試験委員その他試験に関する事務をつかさどる者は，その事務の施行に当っては厳正を保持し，不正の行為がないようにしなければならない．

（受験資格）

第15条　試験は，次の各号のいずれかに該当する者でなければ受けることができない．

(1)　学校教育法（昭和22年法律第26号）第90条第1項の規定により大学に入学することができる者（この号の規定により文部科学大臣の指定した学校が大学である場合において，当該大学が同条第2項の規定により当該大学に入学させた者を含む．）で，文部科学大臣が指定した学校又は都道府県知事が指定した臨床検査技師養成所において3年以上第2条に規定する検査に必要な知識及び技能を修得したもの

(2)　学校教育法に基づく大学又は旧大学令（大正7年勅令第388号）に基づく大学において医学，歯学，獣医学又は薬学の正規の課程を修めて卒業した者その他検体検査に必要な知識及び技能を有すると認められる者で，政令で定めるところにより前号に掲げる者と同等以上の知識及び技能を有すると認められるもの

(3)　外国の第2条に規定する検査に関する学校若しくは養成所を卒業し，又は外国で臨床検査技師の免許に相当する免許を受けた者で，厚生労働大臣が第1号に掲げる者と同等以上の知識及び技能を有すると認めたもの

（不正行為の禁止）

第16条　試験に関して不正の行為があった場合には，その不正行為に関係のある者について，その受験を停止させ，又はその試験を無効とすることができる．この場合においては，なお，その者について，期間を定めて試験を受けることを許さないことができる．

（政令及び厚生労働省令への委任）

第17条　この章に規定するもののほか，第15条第1号の学校又は臨床検査技師養成所の指定に関して必要な事項は政令で，試験科目，受験手続，受験手数料その他試験に関して必要な事項は厚生労働省令で定める．

第4章　業務等

（信用失墜行為の禁止）

第18条　臨床検査技師は，臨床検査技師の信用を傷つけるような行為をしてはならない．

（秘密を守る義務）

第19条　臨床検査技師は，正当な理由がなく，その業務上取り扱ったことについて知り得た秘密を他に漏らしてはならない．臨床検査技師でなくなった後においても，同様とする．

（名称の使用禁止）

第20条　臨床検査技師でない者は，臨床検査技師という名称又はこれに紛らわしい名称を使用してはならない．

（保健師助産師看護師法との関係）

第20条の2　臨床検査技師は，保健師助産師看護師法（昭和23年法律第203号）第31条第1項及び第32条の規定にかかわらず，診療の補助として，次に掲げる行為（第1号，第2号及び第4号に掲げる行為にあっては，医師又は歯科医師の具体的な指示を受けて行うものに限る．）を行うことを業とすることができる．

(1)　採血を行うこと．

(2)　検体採取を行うこと．

(3)　第2条の厚生労働省令で定める生理学的検査を行うこと．

(4)　前3号に掲げる行為に関連する行為として厚生労働省令で定めるものを行うこと．

2　前項の規定は，第8条第1項の規定により臨床検査技師の名称の使用の停止を命ぜられている者については，適用しない．

（権限の委任）

第20条の2の2　この法律に規定する厚生労働大臣の権限は，厚生労働省令で定めるところにより，地方厚生局長に委任することができる．

2　前項の規定により地方厚生局長に委任された権限は，厚生労働省令で定めるところにより，地方厚生支局長に委任することができる．

第5章　衛生検査所

（登録）

第20条の3　衛生検査所（検体検査を業として行う場所（病院，診療所，助産所又は厚生労働大臣が定める施設内の場所を除く．）をいう．以下同じ．）を開設しようとする者は，その衛生検査所について，厚生労働省令で定めるところにより，その衛生検査所の所在地の都道府県知事（その所在地が保健所を設置する市又は特別区の区域にある場合においては，市長又は区長．以下この章において同じ．）の登録を受けなければならない．

2　都道府県知事は，前項の登録（以下「登録」という．）の申請があった場合において，その申請に係る衛生検査所の構造設備，管理組織，検体検査の精度の確保の方法その他の事項が検体検査の

業務を適正に行うために必要な厚生労働省令で定める基準に適合しないと認めるとき，又はその申請者が第20条の7の規定により登録を取り消され，取消しの日から2年を経過していないものであるときは，登録をしてはならない．

3 登録は，次の各号に掲げる事項について行うものとする．

(1) 申請者の氏名及び住所（法人にあっては，その名称及び主たる事務所の所在地）

(2) 衛生検査所の名称及び所在地

(3) 検体検査の業務の内容

（登録の変更等）

第20条の4 登録を受けた衛生検査所の開設者は，その衛生検査所について，前条第3項第3号に掲げる事項を変更しようとするときは，その衛生検査所の所在地の都道府県知事の登録の変更を受けなければならない．

2 前条第2項の規定は，前項の登録の変更について準用する．

3 登録を受けた衛生検査所の開設者は，その衛生検査所を廃止し，休止し，若しくは休止した衛生検査所を再開したとき，又は前条第3項第1号に掲げる事項若しくは衛生検査所の名称，構造設備，管理組織，検体検査の精度の確保の方法その他厚生労働省令で定める事項を変更したときは，30日以内に，その衛生検査所の所在地の都道府県知事にその旨を届け出なければならない．

4 衛生検査所を開設しようとする者又は登録を受けた衛生検査所の検体検査の業務の管理を行う者は，その衛生検査所に検体検査用放射性同位元素を備えようとするときその他厚生労働省令で定める場合において，厚生労働省令で定めるところにより，その衛生検査所の所在地の都道府県知事に届け出なければならない．

（報告及び検査）

第20条の5 都道府県知事は，この法律を施行するため必要があると認めるときは，登録を受けた衛生検査所の開設者に対し，必要な報告を命じ，又はその職員に，その衛生検査所に立ち入り，その構造設備若しくは帳簿書類その他の物件を検査させることができる．

2 前項の規定により立入検査をする職員は，その身分を示す証明書を携帯し，関係人の請求があったときは，これを提示しなければならない．

3 第1項の権限は，犯罪捜査のために認められたものと解してはならない．

（指示）

第20条の6 都道府県知事は，登録を受けた衛生検査所の検体検査の業務が適正に行われていない

ため医療及び公衆衛生の向上を阻害すると認めるときは，その開設者に対し，その構造設備，管理組織又は検体検査の精度の確保の方法の変更その他必要な指示をすることができる．

（登録の取消し等）

第20条の7 都道府県知事は，登録を受けた衛生検査所の構造設備，管理組織，検体検査の精度の確保の方法その他の事項が第20条の3第2項の厚生労働省令で定める基準に適合しなくなったとき，又は登録を受けた衛生検査所の開設者が第20条の4第1項の規定による登録の変更を受けないときは，その衛生検査所の登録を取り消し，又は期間を定めて，その業務の全部若しくは一部の停止を命ずることができる．

（聴聞等の方法の特例）

第20条の8 第9条の規定は，都道府県知事が前条の規定による処分を行う場合に準用する．

（厚生労働省令への委任）

第20条の9 この章に規定するもののほか，衛生検査所の登録に関して必要な事項は，厚生労働省令で定める．

　　　　第6章 雑 則

（経過措置）

第20条の10 この法律の規定に基づき命令を制定し，又は改廃する場合においては，その命令で，その制定又は改廃に伴い合理的に必要と判断される範囲内において，所要の経過措置（罰則に関する経過措置を含む．）を定めることができる．

　　　　第7章 罰 則

第21条 第14条の規定に違反して故意若しくは重大な過失により事前に試験問題を漏らし，又は故意に不正の採点をした者は，1年以下の懲役又は50万円以下の罰金に処する．

第22条 次の各号のいずれかに該当する者は，6月以下の懲役又は30万円以下の罰金に処する．

(1) 第20条の3第1項の規定に違反した者

(2) 第20条の4第1項の規定に違反した者

(3) 第20条の7の規定による業務の停止命令に違反した者

第23条 第19条の規定に違反した者は，50万円以下の罰金に処する．

2 前項の罪は，告訴がなければ公訴を提起することができない．

第24条 次の各号のいずれかに該当する者は，30万円以下の罰金に処する．

(1) 第8条第1項の規定により臨床検査技師の名称の使用の停止を命ぜられた者で，当該停止を命ぜられた期間中に，臨床検査技師の名称を使用したもの

(2) 第20条の規定に違反した者

(3) 第20条の4第3項の規定に違反した者

(4) 第20条の5第1項の規定による報告をせず，若しくは虚偽の報告をし，又は同項の規定による検査を拒み，妨げ，若しくは忌避した者

第25条 法人の代表者又は法人若しくは人の代理人，使用人その他の従業者が，その法人又は人の業務に関し，第22条又は前条第1項第3号若しくは第4号の違反行為をしたときは，行為者を罰するほか，その法人又は人に対しても各本条の罰金刑を科する．

附則（抄）

（施行期日）

1 この法律は，公布の日から起算して3箇月をこえない範囲内で政令で定める日から施行する．（昭和33年7月22日施行）

附則（令和3年5月28日．法律第49号）（抄）

［注：法第20条の2，第20条の2の2について］

（施行期日）

第1条 この法律は，令和6年4月1日から施行する．ただし，次の各号に掲げる規定は，当該各号に定める日から施行する．

(1) (2) 略

(3) 第9条から第12条までの規定並びに附則第13条第1項及び第3項，第14条第1項及び第3項，第15条第1項及び第3項，第16条，第17条，第22条並びに第23条の規定（注：臨床検査技師等に関する法律の一部改正に関するものは第10条，第14条）令和3年10月1日

（臨床検査技師等に関する法律の一部改正に伴う経過措置）

第14条 令和6年4月1日前に臨床検査技師の免許を受けた者及び同日前に臨床検査技師国家試験に合格した者であって同日以後に臨床検査技師の免許を受けたものは，診療の補助として，第10条の規定による改正後の臨床検査技師等に関する法律第20条の2第1項第4号に規定する厚生労働省令で定める行為を行おうとするときは，あらかじめ，厚生労働大臣が指定する研修を受けなければならない．

2 厚生労働大臣は，第10条の規定の施行の日前においても，前項に規定する指定をすることができる．

3 病院又は診療所の管理者は，当該病院又は診療所に勤務する臨床検査技師のうちに第1項に規定する者がいる場合は，施行日までの間に，当該者に対し，同項に規定する研修の受講の機会を与えるように努めなければならない．

○**刑法等の一部を改正する法律の施行に伴う関係法律の整理等に関する法律**（令和4．法律第68号）（抄）

［注：懲役刑と禁固刑が拘禁刑に統一されることについて］

（経過措置の政令への委任）

第509条 この編に定めるもののほか，刑法等一部改正法等の施行に伴い必要な経過措置は，政令で定める．

附則（令和4年6月17日．法律第68号）（抄）

（施行期日）

1 この法律は，刑法等一部改正法施行日から施行する．ただし，次の各号に掲げる規定は，当該各号に定める日から施行する．

(1) 第509条の規定 公布の日

臨床検査技師等に関する法律施行令

$$\begin{pmatrix} 昭和33年7月21日 \\ 政令第226号 \end{pmatrix}$$

施行 昭和33年7月22日

改正経過省略・最終改正 令和4．政令39

（免許の申請）

第1条 臨床検査技師免許を受けようとする者は，申請書に厚生労働省令で定める書類を添え，住所地の都道府県知事を経由して，これを厚生労働大臣に提出しなければならない．

（名簿の登録事項）

第2条 臨床検査技師名簿（以下「名簿」という．）には，次に掲げる事項を登録する．

(1) 登録番号及び登録年月日

(2) 本籍地都道府県名（日本の国籍を有しない者については，その国籍），氏名，生年月日及び性別

(3) 臨床検査技師国家試験合格の年月

(4) 免許の取消又は名称の使用の停止に関する事項

(5) その他厚生労働省令で定める事項

（名簿の訂正）

第3条 臨床検査技師は，前条第2号の登録事項に変更を生じたときは，30日以内に，名簿の訂正を申請しなければならない．

2 前項の申請をするには，申請書に申請の原因たる事実を証する書類を添え，住所地の都道府県知事を経由して，これを厚生労働大臣に提出しなければならない．

（登録の消除）

第4条 名簿の登録の消除を申請するには，住所地

の都道府県知事を経由して，申請書を厚生労働大臣に提出しなければならない．

2　臨床検査技師が死亡し，又は失踪の宣告を受けたときは，戸籍法（昭和22年法律第224号）による死亡又は失踪の届出義務者は，30日以内に，名簿の登録の消除を申請しなければならない．

（免許証の書換交付）

第5条　臨床検査技師は，臨床検査技師免許証（以下「免許証」という．）の記載事項に変更を生じたときは，免許証の書換交付を申請することができる．

2　前項の申請をするには，申請書に免許証を添え，住所地の都道府県知事を経由して，これを厚生労働大臣に提出しなければならない．

（免許証の再交付）

第6条　臨床検査技師は，免許証を破り，汚し，又は失ったときは，免許証の再交付を申請することができる．

2　前項の申請をするには，住所地の都道府県知事を経由して，申請書を厚生労働大臣に提出しなければならない．

3　第1項の申請をする場合には，厚生労働大臣の定める額の手数料を納めなければならない．

4　免許証を破り，又は汚した臨床検査技師が第1項の申請をする場合には，申請書にその免許証を添えなければならない．

5　臨床検査技師は，免許証の再交付を受けた後，失った免許証を発見したときは，5日以内に，住所地の都道府県知事を経由して，これを厚生労働大臣に返納しなければならない．

（免許証の返納）

第7条　臨床検査技師は，名簿の登録の消除を申請するときは，住所地の都道府県知事を経由して，免許証を厚生労働大臣に返納しなければならない．第4条第2項の規定により登録の消除を申請する者についても，同様とする．

2　臨床検査技師は，免許の取消処分を受けたときは，5日以内に，住所地の都道府県知事を経由して，免許証を厚生労働大臣に返納しなければならない．

（採　血）

第8条　臨床検査技師等に関する法律（以下「法」という．）第11条の採血は，耳朶，指頭及び足蹠の毛細血管並びに肘静脈，手背及び足背の表在静脈その他の四肢の表在静脈から血液を採取する行為とする．

（検体採取）

第8条の2　法第11条の検体採取は，次に掲げる行為とする．

(1)　鼻腔拭い液，鼻腔吸引液，咽頭拭い液その他これらに類するものを採取する行為

(2)　医療用吸引器を用いて鼻腔，口腔，又は気管カニューレから喀痰を採取する行為

(3)　表皮並びに体表及び口腔の粘膜を採取する行為(生検のためにこれらを採取する行為を除く．)

(4)　皮膚並びに体表及び口腔の粘膜の病変部位の膿を採取する行為

(5)　鱗屑，痂皮その他の体表の付着物を採取する行為

(6)　綿棒を用いて肛門から糞便を採取する行為

(7)　内視鏡用生検鉗子を用いて消化管の病変部位の組織の一部を採取する行為

（臨床検査技師試験委員）

第9条　臨床検査技師試験委員（以下「委員」という．）は，臨床検査技師国家試験を行なうについて必要な学識経験のある者のうちから，厚生労働大臣が任命する．

2　委員の数は，36人以内とする．

3　委員の任期は，2年とする．ただし，補欠の委員の任期は，前任者の残任期間とする．

4　委員は，非常勤とする．

（学校又は養成所の指定）

第10条　行政庁は，法第15条第1号に規定する学校又は臨床検査技師養成所（以下「学校養成所」という．）の指定を行う場合には，入学又は入所の資格，修業年限，教育の内容その他の事項に関し主務省令で定める基準に従い，行うものとする．

2　都道府県知事は，前項の規定により臨床検査技師養成所の指定をしたときは，遅滞なく，当該臨床検査技師養成所の名称及び位置，指定をした年月日その他の主務省令で定める事項を厚生労働大臣に報告するものとする．

（指定の申請）

第11条　前条第1項の学校養成所の指定を受けようとするときは，その設置者は，申請書を，行政庁に提出しなければならない．

（変更の承認又は届出）

第12条　第10条第1項の指定を受けた学校養成所（以下「指定学校養成所」という．）の設置者は，主務省令で定める事項を変更しようとするときは，行政庁に申請し，その承認を受けなければならない．

2　指定学校養成所の設置者は，主務省令で定める事項に変更があったときは，その日から1月以内に，行政庁に届け出なければならない．

3　都道府県知事は，第1項の規定により，第10条第1項の指定を受けた臨床検査技師養成所（以下この項及び第15条第2項において「指定養成

所」という.）の変更の承認をしたとき，又は前項の規定により指定養成所の変更の届出を受理したときは，主務省令で定めるところにより，当該変更の承認又は届出に係る事項を厚生労働大臣に報告するものとする.

（報　告）

第13条　指定学校養成所の設置者は，毎学年度開始後2月以内に，主務省令で定める事項を，行政庁に報告しなければならない.

2　都道府県知事は，前項の規定により報告を受けたときは，毎学年度開始後4月以内に，当該報告に係る事項（主務省令で定めるものを除く.）を厚生労働大臣に報告するものとする.

（報告の徴収及び指示）

第14条　行政庁は，指定学校養成所につき必要があると認めるときは，その設置者又は長に対して報告を求めることができる.

2　行政庁は，第10条第1項に規定する主務省令で定める基準に照らして，指定学校養成所の教育の内容，教育の方法，施設，設備その他の内容が適当でないと認めるときは，その設置者又は長に対して必要な指示をすることができる.

（指定の取消し）

第15条　行政庁は，指定学校養成所が第10条第1項に規定する主務省令で定める基準に適合しなくなったと認めるとき，若しくはその設置者若しくは長が前条第2項の規定による指示に従わないとき，又は次条の規定による申請があったときは，その指定を取り消すことができる.

2　都道府県知事は，前項の規定により指定養成所の指定を取り消したときは，遅滞なく，当該指定養成所の名称及び位置，指定を取り消した年月日その他の主務省令で定める事項を厚生労働大臣に報告するものとする.

（指定取消しの申請）

第16条　指定学校養成所について，行政庁の指定の取消しを受けようとするときは，その設置者は，申請書を，行政庁に提出しなければならない.

（国の設置する学校養成所の特例）

第17条　国の設置する学校養成所に係る第10条から前条までの規定の適用については，次の表の上欄に掲げる規定中同表の中欄に掲げる字句は，それぞれ同表の下欄に掲げる字句と読み替えるものとする.［注:「次の表」は省略］

（受験資格）

第18条　法第15条第2号の政令で定めるところにより同条第1号に掲げる者と同等以上の知識及び技能を有すると認められる者は，次に掲げる者とする.

(1)　学校教育法（昭和22年法律第26号）に基づく大学又は旧大学令（大正7年勅令第388号）に基づく大学において医学又は歯学の正規の課程を修めて卒業した者

(2)　医師若しくは歯科医師（前号に掲げる者を除く.）又は外国で医師免許若しくは歯科医師免許を受けた者

(3)　次に掲げる者（前2号に掲げる者を除く.）であって，第1号に規定する大学又は法第15条第1号の規定により指定された学校若しくは臨床検査技師養成所において法第2条に規定する検査並びに法第11条に規定する採血及び検体採取に関する科目で厚生労働大臣の指定するものを修めたもの

イ　第1号に規定する大学において獣医学又は薬学の正規の課程を修めて卒業した者

ロ　獣医師又は薬剤師（イに掲げる者を除く.）

ハ　外国の医学校，歯科医学校，獣医学校若しくは薬学校を卒業し，又は外国で獣医師免許若しくは薬剤師免許を受けた者

(4)　学校教育法に基づく大学（同法に基づく短期大学を除く.）又は旧大学令に基づく大学において法第2条に規定する検査並びに法第11条に規定する採血及び検体採取に関する科目で厚生労働省の指定するものを修めて卒業した者（前3号に掲げる者を除く.）

（事務の区分）

第19条　第1条，第3条第2項，第4条第1項，第5条第2項，第6条第2項及び第5項並びに第7条の規定により都道府県が処理することとされている事務は，地方自治法（昭和22年法律第67号）第2条第9項第1号に規定する第1号法定受託事務とする.

（省令への委任）

第20条　この政令で定めるもののほか，申請書及び免許証の様式その他臨床検査技師の免許に関して必要な事項は厚生労働省令で，申請書の記載事項その他学校養成所の指定に関して必要な事項は主務省令で定める.

（行政庁等）

第21条　この政令における行政庁は，法第15条第1号の規定による学校の指定に関する事項については文部科学大臣とし，同号の規定による臨床検査技師養成所の指定に関する事項については都道府県知事とする.

2　この政令における主務省令は，文部科学省令・厚生労働省令とする.

（権限の委任）

第22条　この政令に規定する厚生労働大臣の権限

は，厚生労働省令で定めるところにより，地方厚生局長に委任することができる．

2　前項の規定により地方厚生局長に委任された権限は，厚生労働省令で定めるところにより，地方厚生支局長に委任することができる．

　　附則（抄）

（施行期日）

1　この政令は，昭和33年7月22日から施行する．

　　附則（令和2年12月23日．政令第366号）（抄）

　　［注：施行令第18条 受験資格について］

（施行期日）

1　この政令は，令和4年4月1日から施行する．

（経過措置）

2　次の各号のいずれかに該当する者は，この政令による改正後の臨床検査技師等に関する法律施行令第18条第3号又は第4号に掲げる者に該当する者とみなして，臨床検査技師等に関する法律第15条の規定を適用する．

　(1)　この政令の施行の際現にこの政令による改正前の臨床検査技師等に関する法律施行令（次号において「旧令」という．）第18条第3号に掲げる者に該当する者

　(2)　この政令の施行の日前に臨床検査技師等に関する法律施行令第18条第1号に規定する大学又は臨床検査技師等に関する法律第15条第1号の規定により指定された学校若しくは臨床検査技師養成所（以下「大学等」という．）に在学し，同日以後に旧令第18条第3号に掲げる者に該当することとなった者（同日以後に大学等に入学し，当該大学等において，同号に規定する同法第2条に規定する生理学的検査並びに同法第11条に規定する採血及び検体採取に関する科目で厚生労働大臣の指定する者を修めた者を除く．）

　　附則（令和3年7月9日．政令第202号）（抄）

　　［注：施行令第8条の2 検体採取について］

（施行期日）

1　この政令は，令和3年10月1日から施行する．ただし，附則第3項の規定は，公布の日から施行する．

　　（令和6年4月1日前に臨床検査技師の免許を受けた者等に関する経過措置）

2　令和6年4月1日前に臨床検査技師の免許を受けた者及び同日前に臨床検査技師国家試験に合格した者であって同日以後に臨床検査技師の免許を受けたものは，診療の補助として，この政令による改正後の第8条の2第2号及び第7号に掲げる行為を行おうとするときは，あらかじめ，厚生労働大臣が指定する研修を受けなければならない．

3　厚生労働大臣は，この政令の施行前においても，前項に規定する指定をすることができる．

4　病院（医療法（昭和23年法律第205号）第1条の5第1項に規定する病院をいう．）又は診療所（同条第2項に規定する診療所をいう．）の管理者は，当該病院又は診療所に勤務する臨床検査技師のうちに附則第2項に規定する者がいる場合は，令和6年4月1日までの間に，当該者に対し，同項に規定する研修の受講の機会を与えるように努めなければならない．

臨床検査技師等に関する法律施行規則

$$\binom{昭和33年7月21日}{厚生省令第24号}$$

施行　昭和33年7月22日

改正経過省略・最終改正　令和4．厚省令107

第1章　業　務

（法第2条の厚生労働省令で定めるもの）

第1条　臨床検査技師等に関する法律（以下「法」という．）第2条の厚生労働省令で定めるものは，次に掲げるものとする．

(1)　微生物学的検査

(2)　免疫学的検査

(3)　血液学的検査

(4)　病理学的検査

(5)　生化学的検査

(6)　尿・糞便等一般検査

(7)　遺伝子関連・染色体検査

（法第2条の厚生労働省令で定める生理学的検査）

第1条の2　法第2条の厚生労働省令で定める生理学的検査は，次に掲げる検査とする．

(1)　心電図検査（体表誘導によるものに限る．）

(2)　心音図検査

(3)　脳波検査（頭皮誘導によるものに限る．）

(4)　筋電図検査（針電極による場合の穿刺を除く．）

(5)　運動誘発電位検査

(6)　体性感覚誘発電位検査

(7)　基礎代謝検査

(8)　呼吸機能検査（マウスピース及びノーズクリップ以外の装着器具によるものを除く．）

(9)　脈波検査

(10)　熱画像検査

(11)　眼振電図検査（冷水若しくは温水，電気又は圧迫による刺激を加えて行うものを除く．）

(12)　重心動揺計検査

⑬　持続皮下グルコース検査

⑭　超音波検査

⑮　磁気共鳴画像検査

⑯　眼底写真検査（散瞳薬を投与して行うものを除く．）

⑰　毛細血管抵抗検査

⑱　経皮的血液ガス分圧検査

⑲　聴力検査（気導により行われる定性的な検査であって次に掲げる周波数及び聴力レベルによるものを除いたものに限る．）

　　イ　周波数千ヘルツ及び聴力レベル 30 デシベルのもの

　　ロ　周波数四千ヘルツ及び聴力レベル 25 デシベルのもの

　　ハ　周波数四千ヘルツ及び聴力レベル 30 デシベルのもの

　　ニ　周波数四千ヘルツ及び聴力レベル 40 デシベルのもの

⑳　基準嗅覚検査及び静脈性嗅覚検査（静脈に注射する行為を除く．）

㉑　電気味覚検査及びろ紙ディスク法による味覚定量検査

㉒　直腸肛門機能検査

第1章の2　免　許

（法第4条第1号の厚生労働省令で定める者）

第1条の3　法第4条第1号の厚生労働省令で定める者は，視覚又は精神の機能の障害により臨床検査技師の業務を適正に行うに当たって必要な認知，判断及び意思疎通を適切に行うことができない者とする．

（障害を補う手段等の考慮）

第1条の4　厚生労働大臣は，臨床検査技師の免許の申請を行った者が前条に規定する者に該当すると認める場合において，当該者に免許を与えるかどうかを決定するときは，当該者が現に利用している障害を補う手段又は当該者が現に受けている治療等により障害が補われ，又は障害の程度が軽減している状況を考慮しなければならない．

（免許の申請手続）

第1条の5　臨床検査技師等に関する法律施行令（以下「令」という．）第1条の臨床検査技師の免許の申請書は，様式第1によるものとする．

2　令第1条の規定により，臨床検査技師の免許を受けようとする者が前項の申請書に添えなければならない書類は，次のとおりとする．

(1)　戸籍の謄本若しくは抄本又は住民票の写し（住民基本台帳法（昭和42年法律第81号）第7条第5条に掲げる事項（出入国管理及び難民認定法（昭和26年政令第319号）第19条の

3に規定する中長期在留者（以下「中長期在留者」という．）及び日本国との平和条約に基づき日本の国籍を離脱した者等の出入国管理に関する特例法（平成3年法律第71号）に定める特別永住者（以下「特別永住者」という．）については住民基本台帳法第30条の45に規定する国籍等）を記載したものに限る．第3条の3第2項において同じ．）（出入国管理及び難民認定法第19条の3各号に掲げる者については旅券その他の身分を証する書類の写し．第3条の3第2項において同じ．）

(2)　視覚若しくは精神の機能の障害又は麻薬，あへん若しくは大麻の中毒者であるかないかに関する医師の診断書

（登録事項）

第2条　令第2条第5号の規定により，同条第1号から第4号までに掲げる事項以外で臨床検査技師名簿に登録する事項は，次のとおりとする．

(1)　再免許の場合には，その旨

(2)　免許証を書換交付し，又は再交付した場合には，その旨並びにその理由及び年月日

(3)　登録の消除をした場合には，その旨並びにその理由及び年月日

（名簿の訂正の申請手続）

第2条の2　令第3条第2項の臨床検査技師名簿の訂正の申請書は，様式第2によるものとする．

2　前項の申請書には，戸籍の謄本又は抄本（中長期在留者及び特別永住者については住民票の写し（住民基本台帳法第30条の45に規定する国籍等を記載した者に限る．第3条の2第2項においても同じ．）及び令第3条第1項の申請の事由を証する書類とし，出入国管理及び難民認定法第19条の3各号に掲げる者については旅券その他の身分を証する書類の写し及び同項の申請の事由を証する書類とする．）を添えなければならない．

（免許証の様式）

第3条　法第6条2項の臨床検査技師免許証は，様式第3によるものとする．

（免許証の書換交付申請）

第3条の2　令第5条第2項の免許証の書換交付の申請書は，様式第2によるものとする．

2　前項の申請書には，戸籍の謄本又は抄本（中長期在留者及び特別永住者については住民票の写し及び令第5条第1項の申請の事由を証する書類とし，出入国管理及び難民認定法第19条の3各号に掲げる者については旅券その他の身分を証する書類の写し及び同項の申請の事由を証する書類とする．）を添えなければならない．

（免許証の再交付申請）

第3条の3 令第6条第2項の免許証の再交付の申請書は，様式第4によるものとする．

2 前項の申請書には，戸籍の謄本若しくは抄本又は住民票の写しを添えなければならない．

3 令第6条第3項の手数料の額は3,100円とする．

（登録免許税及び手数料の納付）

第3条の4 第1条の5第1項又は第2条の2第1項の申請書には，登録免許税の領収証書又は登録免許税の額に相当する収入印紙をはらなければならない．

2 前条第1項の申請書には，手数料の額に相当する収入印紙をはらなければならない．

第2章 試験

（試験の公告）

第4条 臨床検査技師国家試験（以下「試験」という．）を施行する期日及び場所並びに受験願書の提出期間は，あらかじめ官報で公告する．

（試験科目）

第5条 試験の科目は，次のとおりとする．

(1) 医用工学概論（情報科学概論及び検査機器総論を含む．）

(2) 公衆衛生学（関係法規を含む．）

(3) 臨床検査医学総論（臨床医学総論及び医学概論を含む．）

(4) 臨床検査総論（検査管理総論及び医動物学を含む．）

(5) 病理組織細胞学

(6) 臨床生理学

(7) 臨床化学（放射性同位元素検査技術学を含む．）

(8) 臨床血液学

(9) 臨床微生物学

(10) 臨床免疫学

（受験の手続）

第6条 試験を受けようとする者は，様式第5による受験願書に次に掲げる書類を添え，これを厚生労働大臣に提出しなければならない．

(1) 法第15条第1号に該当する者であるときは，修業証明書又は卒業証書の写し若しくは卒業証明書

(2) 令第18条第1号に該当する者であるときは，卒業証書の写し又は卒業証明書

(3) 令第18条第2号に該当する者であるときは，医師免許証若しくは歯科医師免許証の写し又は外国の医師免許若しくは歯科医師免許を受けたことを証する書類

(4) 令第18条第3号に該当する者であるときは，次に掲げるいずれかの書類及び令第18条第3

号に規定する大学又は学校若しくは臨床検査技師養成所において厚生労働大臣の指定する検査並びに採血及び検体採取に関する科目を修めたことを証する書類

イ 令第18条第3号イに該当する者であるときは，卒業証書の写し又は卒業証明書

ロ 令第18条第3号ロに該当する者であるときは，獣医師免許証又は薬剤師免許証の写し

ハ 令第18条第3号ハに該当する者であるときは，外国の医学校，歯科医学校，獣医学校若しくは薬学校を卒業し，又は外国で獣医師免許若しくは薬剤師免許を受けたことを証する書類

(5) 令第18条第4号に該当する者であるときは，卒業証書の写し又は卒業証明書並びに同号の規定による厚生労働大臣の指定する検査並びに採血及び検体採取に関する科目を修めたことを証する書類

(6) 法第15条第3号に該当する者であるときは，外国の法第2条に規定する検査に関する学校若しくは養成所を卒業し，又は外国で臨床検査技師の免許に相当する免許を受けたことを証する書類

(7) 写真（出願前6箇月以内に脱帽して正面から撮影した縦6センチメートル横4センチメートルのもので，その裏面には撮影年月日及び氏名を記載すること．）

（受験手数料）

第7条 試験を受けようとする者は，手数料として11,300円を納めなければならない．

（合格証書）

第8条 試験に合格した者には，合格証書を交付する．

（合格証明書）

第9条 試験に合格した者は，合格証明書の交付を申請することができる．

2 前項の規定によって合格証明書の交付を申請する者は，手数料として2,950円を納めなければならない．

（手数料の納入方法）

第10条 第7条又は前条第2項の規定による手数料を納めるには，その金額に相当する収入印紙を受験願書又は申請書にはらなければならない．

（法第20条の2第1項第4号の厚生労働省令で定める行為）

第10条の2 法第20条の2第1項第4号の厚生労働省令で定める行為は，次に掲げる行為とする．

(1) 法第11条に規定する採血（以下この条において「採血」という．）を行う際に静脈路を確

保し，当該静脈路に接続されたチューブにヘパ
リン加生理食塩水を充填する行為
(2) 採血を行う際に静脈路を確保し，当該静脈路
に点滴装置を接続する行為（電解質輸液の点滴
を実施するためのものに限る．）
(3) 採血を行う際に静脈路を確保し，当該静脈路
に血液成分採血装置を接続する行為，当該血液
成分採血装置を操作する行為並びに当該血液成
分採血装置の操作が終了した後に抜針及び止血
を行う行為
(4) 超音波検査のために静脈路に造影剤注入装置
を接続する行為，造影剤を投与するために当該
造影剤注入装置を操作する行為並びに当該造影
剤の投与が終了した後に抜針及び止血を行う行
為

第3章　衛生検査所

（登録の申請手続）

第11条　法第20条の3第1項に規定する衛生検
査所（以下「衛生検査所」という．）について同
項の登録を受けようとする者は，様式第6による
申請書をその衛生検査所の所在地の都道府県知事
（その所在地が保健所を設置する市又は特別区の
区域にある場合においては，市長又は区長．以下
この章において同じ．）に提出しなければならな
い．

2　前項の申請書には，次に掲げる書類を添えなけ
ればならない．
(1) 衛生検査所の図面
(2) 検体検査の業務（以下「検査業務」という．）
の管理を職務とする者（以下「管理者」という．）
の同意書（開設者が自ら管理を行う場合を除
く．）及び履歴書
(3) 医師以外の者が管理者である場合にあって
は，衛生検査所の検査業務を指導監督するため
に選任された医師の同意書及び当該管理者の就
任に関する当該医師の承諾書
(4) 専ら精度管理（検体検査の精度を適正に保つ
ことをいう．以下同じ．）を職務とする者（以下
「精度管理責任者」という．）の同意書及び履歴書
(5) 遺伝子関連・染色体検査の精度の確保に係る
責任者の同意書及び履歴書
(6) 次条第13号に掲げる検査案内書
(7) 次条第14号に掲げる標準作業書
(8) 次条第15号に掲げる作業日誌
(9) 次条第16号に掲げる台帳
(10) 次条第17号に掲げる組織運営規程
(11) 営業所に関する書類

（衛生検査所の登録基準）

第12条　法第20条の3第2項の厚生労働省令で

定める基準は，次のとおりとする．
(1) 電気冷蔵庫，電気冷凍庫及び遠心器のほか，
別表第1の上欄に掲げる検査にあっては，同表
の中欄に掲げる検査の内容に応じ，同表の下欄
に掲げる検査用機械器具を有すること．
(2) 別表第2の各号の上欄に掲げる区分に応じ，
同表の下欄に掲げる面積以上の面積を有する検
査室を有すること．ただし，血液を血清及び血
餅に分離すること（以下「血清分離」という．）
のみを行う衛生検査所にあっては，10平方メー
トル以上の面積を有する検査室を有すること．
(3) 検査室は，検査室以外の場所から区別され，
十分な照明及び換気がされるものであること．
(4) 微生物学的検査をする検査室は，専用のもの
であり，かつ，他の検査室とも明確に区別され
ていること．
(5) 医薬品である放射性同位元素で密封されてい
ないもの（放射性同位元素の数量及び濃度が別
表第3に定める数量及び濃度を超えるものに限
る．以下「検体検査用放射性同位元素」という．）
を備える衛生検査所は，厚生労働大臣が定める
基準に適合する検体検査用放射性同位元素の使
用室，貯蔵施設，運搬容器及び廃棄施設の構造
設備を有すること並びにその衛生検査所の管理
に関して厚生労働大臣が定める基準に適合する
ために必要な措置を講じていること．
(6) 防じん及び防虫のための設備を有すること．
(7) 廃水及び廃棄物の処理に要する設備又は器具
を備えていること．
(8) 検査業務に従事する者の消毒のための設備を
有すること．
(9) 管理者として検査業務に関し相当の経験を有
する医師が置かれているか，又は管理者として
検査業務に関し相当の経験を有する臨床検査技
師（検体検査用放射性同位元素を備える衛生検
査所にあっては，管理者として当該衛生検査所
における検査業務の管理に関し必要な知識及び
技能を有する臨床検査技師として厚生労働大臣
が別に定める臨床検査技師に限る．）が置かれ，
かつ，衛生検査所の検査業務を指導監督するた
めの医師（別表第5において「指導監督医」と
いう．）が選任されていること．
(10) 別表第4の各号の上欄に掲げる区分に応じ，
同表の下欄に掲げる人数以上の医師又は臨床検
査技師が置かれていること．ただし，血清分離
のみを行う衛生検査所にあっては，1人以上の
医師又は臨床検査技師が置かれていること．
(11) 第9号に掲げる管理者及び前号に掲げる者の
ほか，精度管理責任者として，検査業務に関し

相当の経験を有し，かつ，精度管理に関し相当の知識及び経験を有する医師又は臨床検査技師が置かれていること．

(12) 遺伝子関連・染色体検査の業務を実施するに当たっては，遺伝子関連・染色体検査の精度の確保に係る責任者として，遺伝子関連・染色体検査の業務に関し相当の経験を有する医師若しくは臨床検査技師又は遺伝子関連・染色体検査の業務に関し相当の知識及び経験を有する者が置かれていること．

(13) 次に掲げる事項を記載した検査案内書（イからチまでに掲げる事項については検査項目ごとに記載したものに限る．）が作成されていること．
イ 検査方法
ロ 基準値及び判定基準
ハ 医療機関に緊急報告を行うこととする検査値の範囲
ニ 検査に要する日数
ホ 測定（形態学的検査及び画像認識による検査を含む．以下同じ．）を委託する場合にあっては，実際に測定を行う衛生検査所等の名称
ヘ 検体の採取条件，採取容器及び採取量
ト 検体の保存条件
チ 検体の提出条件
リ 検査依頼書及び検体ラベルの記載項目
ヌ 検体を医療機関から衛生検査所（他の衛生検査所等に測定を委託する場合にあっては，当該衛生検査所等）まで搬送するのに要する時間の欄

(14) 別表第5に定めるところにより，標準作業書が作成されていること．

(15) 別表第5の上欄に掲げる標準作業書に記載された作業日誌の記入要領に従い，次に掲げる作業日誌（事故又は異常への対応に関する記録の欄が設けられているものに限る．）が作成されていること．ただし，血清分離のみを行う衛生検査所にあっては，ハ及びへに掲げる作業日誌を，血清分離を行わない衛生検査所にあっては，ニに掲げる作業日誌を作成することを要しない．
イ 検体受領作業日誌
ロ 検体搬送作業日誌
ハ 検体受付及び仕分作業日誌
ニ 血清分離作業日誌
ホ 検査機器保守管理作業日誌
ヘ 測定作業日誌

(16) 別表第5の上欄に掲げる標準作業書に記載された台帳の記入要領に従い，次に掲げる台帳が作成されていること．ただし，血清分離のみを行う衛生検査所にあっては，ロからトまで及びヌに掲げる台帳を作成することを要しない．
イ 委託検査管理台帳
ロ 試薬管理台帳
ハ 温度・設備管理台帳
ニ 統計学的精度管理台帳
ホ 外部精度管理台帳
ヘ 検体保管・返却・廃棄処理台帳
ト 検査依頼情報・検査結果情報台帳
チ 検査結果報告台帳
リ 苦情処理台帳
ヌ 教育研修・技能評価記録台帳

(17) 衛生検査所の組織，運営その他必要な事項を定めた組織運営規程を有すること．

(18) 前各号に掲げるもののほか，精度管理に必要な措置が講じられていること．

2 衛生検査所の管理者は，検体検査用放射性同位元素又は放射性同位元素によって汚染された物の廃棄を，医療法施行規則（昭和23年厚生省令第50号）第30条の14の2第1項の規定に基づき別に厚生労働省令で指定を受けた者に委託することができる．この場合においては，前項第5号の規定中廃棄施設にかかる部分は，適用しない．

（衛生検査所の開設者の義務）

第12条の2 衛生検査所の開設者は，管理者の下に精度管理責任者を中心とした精度管理のための体制を整備すること等により，検体検査に係る全ての作業を通じて十分な精度管理が行われるよう配慮しなければならない．

2 衛生検査所の開設者は，その衛生検査所の検査業務について，外部精度管理調査（都道府県その他の適当と認められる者が行う精度管理に関する調査をいう．）を受けなければならない．ただし，血清分離のみを行う衛生検査所については，この限りでない．

3 衛生検査所の開設者は，当該衛生検査所において，遺伝子関連・染色体検査の業務を行う場合は，遺伝子関連・染色体検査の精度の確保のため，当該衛生検査所以外の1以上の遺伝子関連・染色体検査の業務を行う衛生検査所の開設者，病院若しくは診療所の管理者又は医療法（昭和23年法律第205号）第15条の3第1項第2号に掲げる者と連携して，それぞれが保管し，又は保有する検体を用いるなどして，遺伝子関連・染色体検査の精度について相互に確認を行うよう努めなければならない．

4 衛生検査所の開設者は，検査業務に従事する者に必要な研修を受けさせなければならない．

（書類の保存）

第12条の3 衛生検査所の管理者は，第12条第15号及び第16号に掲げる書類を2年間保存しなければならない．

（登録証明書）

第13条 都道府県知事は，法第20条の3第1項の登録をしたときは，申請者に同条第3項各号に掲げる事項並びに登録番号及び登録年月日を記載した登録証明書を交付するものとする．

（登録の変更）

第14条 法第20条の4第1項に規定する登録の変更を受けようとする衛生検査所の開設者は，様式第7による申請書に前条に規定する登録証明書を添え，これをその衛生検査所の所在地の都道府県知事に提出しなければならない．

2 都道府県知事は，登録の変更をしたときは，前項の規定により提出された登録証明書にその旨を記載し，交付するものとする．

（休廃止等の届出）

第15条 衛生検査所を廃止し，休止し，又は休止した衛生検査所を再開した場合における法第20条の4第3項の規定による届出は，様式第8による届書を提出することによって行うものとする．

（変更の届出）

第16条 法第20条の4第3項の規定により変更の届出をしなければならない事項は，次のとおりとする．

(1) 第12条第9号に掲げる管理者の氏名

(2) 第12条第11号に掲げる精度管理責任者の氏名

(3) 第12条第12号に掲げる遺伝子関連・染色体検査の精度の確保に係る責任者の氏名

(4) 第12条第17号に掲げる組織運営規程

2 前項の届出は，様式第9による届書を提出することによって行うものとする．

3 管理者の変更の場合にあっては，第11条第2項第2号及び第3号に掲げる書類を，精度管理責任者の変更の場合にあっては，同項第4号に掲げる書類を添えなければならない．

（法第20条の4第4項の厚生労働省令で定める場合）

第17条 法第20条の4第4項の厚生労働省令で定める場合は，次に掲げる場合とする．

(1) 衛生検査所に検体検査用放射性同位元素を備えている場合

(2) 次条第1項第3号又は第4号に掲げる事項を変更しようとする場合

(3) 衛生検査所に検体検査用放射性同位元素を備えなくなった場合

（検体検査用放射性同位元素の届出）

第17条の2 衛生検査所に検体検査用放射性同位元素を備えようとするときの法第20条の4第4項の規定による届出は，あらかじめ，次に掲げる事項を記載した届書を提出することによって行うものとする．

(1) 衛生検査所の名称及び所在地

(2) その年に使用を予定する検体検査用放射性同位元素の種類，形状及びベクレル単位をもって表わした数量

(3) ベクレル単位をもって表わした検体検査用放射性同位元素の種類ごとの最大貯蔵予定数量，1日の最大使用予定数量及び3月間の最大使用予定数量

(4) 検体検査用放射性同位元素の使用室，貯蔵施設，運搬容器及び廃棄施設の放射線障害の防止に関する構造設備及び予防措置の概要

2 前条第1号に該当する場合の法第20条の4第4項の規定による届出は，毎年12月20日までに，翌年において使用を予定する検体検査用放射性同位元素について前項第1号及び第2号に掲げる事項を記載した届書を提出することによって行うものとする．

3 前条第2号に該当する場合の法第20条の4第4項の規定による届出は，あらかじめ，その旨を記載した届書を提出することによって行うものとする．

4 前条第3号に該当する場合の法第20条の4第4項の規定による届出は，10日以内にその旨を記載した届書を，30日以内にその後の措置を記載した届書を提出することによって行うものとする．

（登録証明書の書換え交付の申請）

第18条 衛生検査所の開設者は，衛生検査所の登録証明書の記載事項に変更を生じたときは，その書換え交付を申請することができる．

2 前項の申請は，様式第10による申請書に衛生検査所の登録証明書を添えて，これをその衛生検査所の所在地の都道府県知事に提出することによって行うものとする．

（登録証明書の再交付の申請）

第19条 衛生検査所の開設者は，衛生検査所の登録証明書を破り，よごし，又は失ったときは，その再交付を申請することができる．

2 前項の申請は，様式第11による申請書をその衛生検査所の所在地の都道府県知事に提出することによって行うものとする．この場合においては，破り，又はよごした衛生検査所の登録証明書を，申請書に添えなければならない．

3　衛生検査所の開設者は，衛生検査所の登録証明書の再交付を受けた後，失った衛生検査所の登録証明書を発見したときは，直ちにこれをその衛生検査所の所在地の都道府県知事に返納しなければならない．
　　（登録証明書の返納）
第20条　衛生検査所の開設者は，法第20条の7の規定による衛生検査所の登録の取消処分を受けたとき，又はその業務を廃止したときは，直ちにその衛生検査所の所在地の都道府県知事にその衛生検査所の登録証明書を返納しなければならない．
　　（期限の特例）
第21条　第17条の2第4項及び第5項に規定する届出の期限が地方自治法（昭和22年法律第67号）第4条の2第1項に規定する地方公共団体の休日に当たるときは，地方公共団体の休日の翌日をもってその期限とみなす．
第22条　法第20条の5第2項に規定する証明書は様式第12による．
　　附則
　　（施行期日）
1　この省令は，昭和33年7月22日から施行する．
2・3　略
　　（経過措置）
4　新型コロナウイルス感染症（病原体がベータコロナウイルス属のコロナウイルス（令和2年1月に，中華人民共和国から世界保健機関に対して，人に伝染する能力を有することが新たに報告されたものに限る．）であるものに限る．）に係る検体検査を行うために開設される衛生検査所については，当分の間，第11条から第12条の3までの規定の一部を適用しないことができる．
　　附則（令和2年3月5日．厚省令第26号）
　　［注：附則4の新型コロナウイルス感染症の検体検査を行うために開設される衛生検査所について］
　　（施行期日）
第1条　この省令は，公布の日から施行する．
　　（臨床検査技師，衛生検査技師等に関する法律施行規則の一部を改正する省令附則第2条の規定によりなおその効力を有するものとされた臨床検査技師，衛生検査技師等に関する法律施行規則に関する経過措置）
第2条　臨床検査技師，衛生検査技師等に関する法律施行規則の一部を改正する省令（平成18年厚生労働省令第75号）附則第2条の規定によりなおその効力を有するものとされた臨床検査技師，衛生検査技師等に関する法律施行規則（昭和33年厚生省令第24号）第12条の規定の一部に

ついては，新型コロナウイルス感染症（病原体がベータコロナウイルス属のコロナウイルス（令和2年1月に，中華人民共和国から世界保健機関に対して，人に伝染する能力を有することが新たに報告されたものに限る．）であるものに限る．）に係る検体検査を行うために開設される衛生検査所について，当分の間，適用しないことができる．
　　附則（令和3年7月9日．厚省令第119号）
　　［注：第1条の2の生理学的検査の追加，第10条の2の新設について］
この省令は，令和3年10月1日から施行する．
　　附則（令和4年7月28日．厚省令第107号）
　　［注：第6条の受験の手続きについて］
　　（施行期日）
第1条　この省令は，公布の日から施行する．
　　（経過措置）
第2条　この省令の施行の際現にあるこの省令による改正前の様式（次項において「旧様式」という．）により使用されている書類は，この省令による改正後の様式によるものとみなす．
2　この省令の施行の際現にある旧様式による用紙については，当分の間，これを取り繕って使用することができる．
3　臨床検査技師等に関する法律施行令の一部を改正する政令（令和2年政令第366号）附則第2項各号のいずれかに該当する者については，この省令による改正前の臨床検査技師等に関する法律施行規則第6条（第4号に係る部分に限る．）の規定は，なおその効力を有する．

臨床検査技師学校養成所指定規則

$$\left(\begin{array}{l}昭和45・12・28\\ 文・厚省令3\end{array}\right)$$

改正経過省略・最終改正　令和4．文・厚省令3
　　（この省令の趣旨）
第1条　臨床検査技師等に関する法律（昭和33年法律第76号．以下「法」という．）第15条第1号の規定に基づく学校又は臨床検査技師養成所（以下「養成所」という．）の指定に関しては，臨床検査技師等に関する法律施行令（昭和33年政令第226号．以下「令」という．）に定めるもののほか，この省令の定めるところによる．
2　前項の学校とは，学校教育法（昭和22年法律第26号）第1条に規定する学校及びこれに附設される同法第124条に規定する専修学校又は同法第134条第1項に規定する各種学校をいう．

（指定基準）

第2条 令第10条第1項の主務省令で定める基準は，次のとおりとする．

(1) 学校教育法第90条第1項に規定する者（法第15条第1号に規定する文部科学大臣の指定を受けようとする学校が大学である場合において，当該大学が学校教育法第90条第2項の規定により当該大学に入学させた者を含む．），旧中等学校令（昭和18年勅令第36号）による中等学校を卒業した者又は次条各号のいずれかに該当するものであることを入学又は入所の資格とするものであること．

(2) 修業年限は，3年以上であること．

(3) 教育の内容は，別表第1に定めるもの以上であること．

(4) 別表第1に掲げる各教育内容を教授するのに適当な数の教員を有し，かつ，そのうち6人（1学年に2学級以上を有する学校又は養成所にあっては，1学級増すごとに3を加えた数）以上は，医師，臨床検査技師又はこれと同等以上の学識経験を有する者（以下「医師等」という．）である専任教員であること．ただし，医師等である専任教員の数は，当該学校又は養成所が設置された年度にあっては4人（1学年に2学級以上を有する学校又は養成所にあっては，1学級増すごとに1を加えた数），その翌年度にあっては5人（1学年に2学級以上を有する学校又は養成所にあっては，1学級増すごとに2を加えた数）とすることができる．

(5) 医師等である専任教員のうち少なくとも3人は，免許を受けた後5年以上法第2条に規定する業務を業として行った臨床検査技師（以下「業務経験5年以上の臨床検査技師」という．）であること．ただし，業務経験5年以上の臨床検査技師である専任教員の数は，当該学校又は養成所が設置された年度にあっては1人，その翌年度にあっては2人とすることができる．

(6) 1学級の定員は，10人以上40人以下であること．

(7) 同時に授業を行なう学級の数を下らない数の専用の普通教室を有すること．

(8) 適当な広さの専用の実習室及び図書室を有すること．

(9) 教育上必要な機械器具，標本，模型，図書及びその他の設備を有すること．

(10) 臨地実習を行うのに適当な施設を実習施設として利用しうること及び当該実習について適当な実習指導者の指導が行われること．

(11) 専任の事務職員を有すること．

(12) 管理及び維持経営の方法が確実であること．

（中等学校を卒業した者と同等以上の学力があると認められる者）

第3条 法附則第4項の中等学校を卒業した者と同等以上の学力があると認められる者は，次のとおりとする．

(1) 旧国民学校令（昭和16年勅令第148号）による国民学校初等科修了を入学資格とする修業年限4年の旧中等学校令による高等女学校卒業を入学資格とする旧中等学校令による高等女学校の高等科又は専攻科の第1学年を修了した者

(2) 国民学校初等科修了を入学資格とする修業年限4年の旧中等学校令による実業学校卒業を入学資格とする同令による実業学校専攻科の第1学年を修了した者

(3) 旧師範教育令（昭和18年勅令第109号）による師範学校予科の第3学年を修了した者

(4) 旧師範教育令による附属中学校又は附属高等女学校を卒業した者

(5) 旧師範教育令（明治20年勅令第346号）による師範学校本科第1部の第3学年を修了した者

(6) 内地以外の地域における学校の生徒，児童，卒業者等の他の学校へ入学及び転学に関する規程（昭和18年文部省令第63号）第2条又は第5条の規定により中等学校を卒業した者又は前各号に掲げる者と同一の取扱いを受ける者

(7) 旧青年学校令（昭和10年勅令第41号）（昭和14年勅令第254号）による青年学校本科（修業年限2年のものを除く．）を卒業した者

(8) 旧専門学校令（明治36年勅令第61号）に基づく旧専門学校入学者検定規程（大正13年文部省令第22号）による試験検定に合格した者又は同規程により文部大臣において専門学校入学に関し中学校若しくは高等女学校卒業者と同等以上の学力を有するものと指定した者

(9) 旧実業学校卒業程度検定規程（大正14年文部省令第30号）による検定に合格した者

(10) 旧高等試験例（昭和4年勅令第15号）第7条の規定により文部大臣が中学校卒業程度において行なう試験に合格した者

(11) 教育職員免許法施行法（昭和24年法律第148号）第1条第1項の表の第2号，第3号，第6号若しくは第9号の上欄に掲げる教員免許状を有する者又は同法第2条第1項の表の第9号，第18号から第20号の4まで，第21号若しくは第23号の上欄に掲げる資格を有する者

(12) 前各号に掲げる者のほか，文部科学大臣において学校又は養成所の入学又は入所に関し中等

別表第1（第2条関係）

教育内容		単位数
基礎分野	科学的思考の基盤	14
	人間と生活・社会の理解	
専門基礎分野	人体の構造と機能	8
	臨床検査の基礎とその疾病との関連	5
	保健医療福祉と臨床検査	4
	医療工学及び医療情報	4
専門分野	病態学	7
	血液学的検査	4
	病理学的検査	5
	尿・糞便等一般検査	3
	生化学的検査・免疫学的検査	6
	遺伝子関連・染色体検査	2
	輸血・移植検査	4
	微生物学的検査	6
	生理学的検査	10
	臨床検査総合管理	6
	医療安全管理	2
	臨地実習※	12
合計		102

※臨地実習の備考
1単位は，臨地実習を開始する前に臨地実習を行うために必要な技能及び態度が修得されていることを確認するための実技試験及び指導を行うこと．
3単位以上は，生理学的検査に関する実習を行うこと．
実習時間の2/3以上は，病院又は診療所において行うこと．
別表第2の左欄に掲げる実習の区分に応じ，同表の中央欄に掲げる行為を必ず実施させ，かつ，同表の右欄に掲げる行為を必ず見学させること．

備考
1　単位の計算方法は，大学設置基準（昭和31年文部省令第28号）第21条第2項の規定の例による．この場合において，実験，実習又は実技による授業に係る単位の計算方法については，同項中「第25条第1項に規定する」とあるのは「実験，実習又は実技の」と，「おおむね15時間」とあるのは「30時間」と読み替えるものとする．

2　学校教育法に基づく大学若しくは高等専門学校，旧大学令（大正7年勅令第388号）に基づく大学又は保健師助産師看護師法（昭和23年法律第203号）第21条第2号若しくは第3号の規定により指定されている学校（学校教育法に基づく大学及び高等専門学校を除く．以下この号において同じ．）若しくは看護師養成所，歯科衛生士法（昭和23年法律第204号）第12条第1号若しくは第2号の規定により指定されている歯科衛生士学校若しくは歯科衛生士養成所，診療放射線技師法（昭和26年法律第226号）第20条第1号の規定により指定されている診療放射線技師養成所，理学療法士及び作業療法士法（昭和40年法律第137号）第11条第1号若しくは第2号の規定により指定されている学校若しくは理学療法士養成施設若しくは同法第12条第1号若しくは第2号の規定により指定されている学校若しくは作業療法士養成施設，視能訓練士法（昭和46年法律第614号）第14条第1号若しくは第2号の規定により指定されている学校若しくは視能訓練士養成所，臨床工学技士法（昭和62年法律第60号）第14条第1号，第2号若しくは第3号の規定により指定されている学校若しくは臨床工学技士養成所，義肢装具士法（昭和62年法律第61号）第14条第1号，第2号若しくは第3号の規定により指定されている学校若しくは義肢装具士養成所，救急救命士法（平成3年法律第36号）第34条第1号，第2号若しくは第4号の規定により指定されている学校若しくは救急救命士養成所若しくは言語聴覚士法（平成9年法律第132号）第33条第1号，第2号，第3号若しくは第5号の規定により指定されている学校若しくは言語聴覚士養成所において既に履修した科目については，免除することができる．

3　複数の教育内容を併せて教授することが教育上適切と認められる場合において，臨地実習12単位以上及び臨地実習以外の教育内容90単位以上（うち基礎分野14単位以上，専門基礎分野21単位以上及び専門分野55単位以上）であるときは，この表の教育内容ごとの単位数によらないことができる．

学校の卒業者と同等以上の学力を有するものと指定した者
（指定に関する報告事項）
第3条の2　令第10条第2項の主務省令で定める事項は，次に掲げる事項（国の設置する養成所にあっては，第1号に掲げる事項を除く．）とする．
(1)　設置者の氏名及び住所（法人にあっては，名称及び主たる事務所の所在地）
(2)　名称
(3)　位置
(4)　指定をした年月日及び設置年月日（設置されていない場合にあっては，設置予定年月日）
(5)　学則（修業年限及び入所定員に関する事項に限る．）
(6)　長の氏名
（指定の申請書の記載事項等）
第4条　令第11条の申請書には，次に掲げる事項

（地方公共団体（地方独立行政法人法（平成15年法律第118号）第68条第1項に規定する公立大学法人を含む．）の設置する学校又は養成所にあっては，第11号に掲げる事項を除く．）を記載しなければならない．
(1)　設置者の氏名及び住所（法人にあっては，名称及び主たる事務所の所在地）
(2)　名称
(3)　位置
(4)　設置年月日
(5)　学則
(6)　長の氏名及び履歴
(7)　教員の氏名，履歴及び担当科目並びに専任又は兼任の別
(8)　校舎の各室の用途及び面積並びに建物の配置図及び平面図
(9)　教授用及び実習用の機械器具，標本，模型及

別表第2（第2条関係）

実習	実施させる行為	見学させる行為
生理学的検査に関する実習	標準 12 誘導心電図検査 肺機能検査（スパイロメトリー）	ホルター心電図検査のための検査器具装着 肺機能検査（スパイロメトリーを除く.） 脳波検査 負荷心電図検査 超音波検査（心臓，腹部） 足関節上腕血圧比検査
検体検査に関する実習	血球計数検査 血液塗抹標本作成と鏡検 尿定性検査 血液型検査 培養・Gram 染色検査	精度管理（免疫学的検査，血液学的検査，病理学的検査，生化学的検査，尿・糞便等一般検査，輸血・移植検査） メンテナンス作業（免疫学的検査，血液学的検査，生化学的検査，尿・糞便等一般検査） 臓器の切り出し及び写真撮影 迅速標本作成及びその報告
その他の実習		検査前の患者への説明（検査手順を含む.） チーム医療（栄養サポート，感染制御，糖尿病療養指導） 検体採取 消化管内視鏡検査

備考
1　この表の中央欄に掲げる行為により得られた検査試料及び検査結果を診療の用に供する場合は，実習指導者による確認が必要であること.
2　この表の中央欄に掲げる行為の実施又はこの表の右欄に掲げる行為の見学は，患者の同意を得て行うこと.

び図書の目録
⑽　実習施設の名称，位置及び開設者の氏名（法人にあっては，名称）並びに当該施設における実習用設備の概要
⑾　収支予算及び向こう2年間の財政計画
2　令第 17 条の規定により読み替えて適用する令第 11 条の書面には，前項第2号から第 10 号までに掲げる事項を記載しなければならない.
3　第1項の申請書又は前項の書面には，実習施設における実習を承諾する旨の当該施設の開設者の承諾書を添えなければならない.
　（変更の承認又は届出を要する事項）
第5条　令第 12 条第1項（令第 17 条の規定により読み替えて適用する場合を含む.）の主務省令で定める事項は，前条第1項第5号に掲げる事項（修業年限，教育課程及び入学定員又は入所定員に関する事項に限る.）若しくは同項第8号に掲げる事項又は実習施設とする.
2　令第 12 条第1項の規定による実習施設の変更の承認の申請又は令第 17 条の規定により読み替えて適用する令第 12 条第1項の規定による実習施設の変更の協議の申出には，前条第3項に定める書類を添えなければならない.
3　令第 12 条第2項の主務省令で定める事項は，前条第1項第1号から第3号までに掲げる事項又は同項第5号に掲げる事項（修業年限，教育課程及び入学定員又は入所定員に関する事項を除く. 次項において同じ.）とする.

4　令第 17 条の規定により読み替えて適用する令第 12 条第2項の主務省令で定める事項は，前条第1項第2号若しくは第3号又は同項第5号に掲げる事項とする.
　（変更の承認又は届出に関する報告）
第5条の2　令第 12 条第3項（令第 17 条の規定により読み替えて適用する場合を含む.）の規定による報告は，毎年5月 31 日までに，次に掲げる事項について，それぞれ当該各号に掲げる期間に係るものを取りまとめて，厚生労働大臣に報告するものとする.
⑴　変更の承認に係る事項　（第4条第1項第8号に掲げる事項及び実習施設を除く.）当該年の前年の4月1日から当該年の3月 31 日までの期間
⑵　変更の届出又は通知に係る事項　当該年の前年の5月1日から当該年の4月 30 日までの期間
　（報告を要する事項）
第6条　令第 13 条第1項（令第 17 条の規定により読み替えて適用する場合を含む.）の主務省令で定める事項は，次のとおりとする.
⑴　当該学年度の学年別学生数
⑵　前学年度における教育実施状況の概要
⑶　前学年度の卒業者数
2　令第 13 条第2項（令第 17 条の規定により読み替えて適用する場合を含む.）の主務省令で定める事項は，前項第2号に掲げる事項とする.

（指定の取消しに関する報告事項）

第6条の2　令第15条第2項の主務省令で定める事項は，次に掲げる事項（国の設置する養成所にあっては，第1号に掲げる事項を除く．）とする．

(1)　設置者の氏名及び住所（法人にあっては，名称及び主たる事務所の所在地）

(2)　名称

(3)　位置

(4)　指定を取り消した年月日

(5)　指定を取り消した理由

（指定取消しの申請書等の記載事項）

第7条　令第16条の申請書又は令第17条の規定により読み替えて適用する令第16条の書面には，次に掲げる事項を記載しなければならない．

(1)　指定の取消しを受けようとする理由

(2)　指定の取消しを受けようとする予定期日

(3)　在学中の学生があるときは，その措置

　附則　（令和3年3月31日．文・厚省令第2号）

（施行期日）

第1条　この省令は，令和3年4月1日から施行する．

（経過措置）

第2条　この省令の施行の際現に臨床検査技師等に関する法律（昭和33年法律第76号）第15条第1号の指定を受けている学校又は臨床検査技師養成所において臨床検査技師として必要な知識及び技能を修得中の者に係る教育の内容については，この省令による改正後の臨床検査技師学校養成所指定規則（以下「新規則」という．）第2条第3号及び第4号並びに別表第1及び別表第2の規定にかかわらず，なお従前の例によることができる．

　附則　（令和3年10月14日．文・厚省令第4号）

［注：別表第2の改正について］

（施行期日）

第1条　この省令は，公布の日から施行する．

（経過措置）

第2条　この省令の施行の際現に臨床検査技師等に関する法律（昭和33年法律第76号）第15条第1号の指定を受けている学校又は臨床検査技師養成所において臨床検査技師として必要な知識及び技能を修得中の者に係る教育の内容については，この省令による改正後の臨床検査技師学校養成所指定規則別表第2の規定にかかわらず，なお従前の例によることができる．

　附則　（令和4年9月30日．文・厚省令第3号）

［注：別表第1の備考の改正について］

この省令は，令和4年10月1日から施行する．

地域保健法施行令（抄）

（昭和23年4月2日．政令第77号）

改正経過省略・最終改正　平26．政令196

第5条　保健所には，医師，歯科医師，薬剤師，獣医師，保健師，助産師，看護師，診療放射線技師，臨床検査技師，管理栄養士，栄養士，歯科衛生士，統計技術者その他保健所の業務を行うために必要な者のうち，当該保健所を設置する法第5条第1項に規定する地方公共団体の長が必要と認める職員を置くものとする．

Ⅱ．関係通達および疑義回答

衛生検査技師法の施行について

（昭和33年12月22日　厚生省発衛525号　各都道府県知事宛　厚生事務次官依命通知）

　衛生検査技師法（以下「法」という.）は，昭和33年4月23日法律第76号をもって公布され，7月22日から施行されることとなり，これに伴い衛生検査技師法施行令（以下「令」という.）及び衛生検査技師法施行規則は，7月21日それぞれ政令第226号及び厚生省令第24号をもって公布され，同じく7月22日から施行されることとなり，また衛生検査技師学校養成所指定規則は，12月12日文部・厚生省令第3号をもって公布され，同日から施行されることとなった．

　この法律は，衛生検査技師の資格を定めることによってその資質の向上を図ることを目的とするものであるが，近時衛生検査技師の業務たる衛生検査は，公衆衛生の各分野においてはもとより，臨床面においてもその重要性を著しく増しつつあるので，特に次の事項に御留意のうえ，この法律の趣旨の普及徹底につとめられるとともに，その運用について格段の意を用いられ，もってこの法律の趣旨達成に遺憾なきを期せられるよう命により通知する．

記

第1　一般的事項

　1　この法律において衛生検査技師とは，都道府県知事の免許を受け，衛生検査技師の名称を用いて医師の指導監督の下に衛生検査を行うことを業とする者をいうものであり，衛生検査技師でない者が衛生検査の業務を行うことはさしつかえないが，免許を受けないで衛生検査技師の名称を用いることはできないこと．

　　なお，法施行の際現に衛生検査技師の名称を用いている者は，昭和34年1月21日まではその名称を用いることができること．

　2　この法律における衛生検査については，第1条において細菌学的検査，血清学的検査，血液学的検査，病理組織学的検査及び原虫・寄生虫学的検査のほか臨床医化学的検査が定められ，従って，食品の理化学的検査等右以外の検査にもっぱら従事する者は，この法律の対象とならないこと．

第2　免許及び登録に関する事項

　1　衛生検査技師の免許を受けることのできる者は，衛生検査技師試験に合格した者のほか，令第2条に定められるとおりであるが，同条第3号の「衛生検査に関する科目」は，近く厚生労働省告示をもって指定される見込であること．

　2　衛生検査技師名簿の登録は，衛生検査技師の住所地の都道府県知事が行い，従って衛生検査技師が1の都道府県の区域から他の都道府県の区域内に住所を移したときは，これに伴って名簿の移転が行われることとなるが，住所移転の届出を励行せしめる等により名簿の整備につとめられたいこと．

第3　試験に関する事項

　1　衛生検査技師試験は，本年においては行わず，第1回の試験は明年4月以降において行われる予定であること．

　2　受験資格を有する者は法第15条に規定されるとおりであるが，このほか法附則第2項に規定する者については当分の間，法附則第3項に規定する者については昭和41年12月31日までの間に限り，受験資格が認められていること．

第4　衛生検査技師養成施設に関する事項

　1　法第15条第1項に規定される衛生検査技師養成所又は学校については，衛生検査技師学校養成所指定規則に定められるところであるが，この規則により文部大臣の指定を受けることとなるものは学校教育法（昭和22年法律第216号）第1条（学校の範囲）の規定による学校及びこれらの学校に附設される同法第83条（各種学校）の規定による各種学校であり，厚生労働大臣の指定を受けることとなるものは各種学校（学校教育法第1条の規定による学校に附設されるものを除く.）及び学校以外の施設であること．

　2　法第15条第1項の規定により厚生労働大臣の指定を受けるべき養成所については規定規則に定めるところにより指定申請を行うこととなるが，法附則第2項第2号及び第3号並びに第3項に規定する施設の指定の申請手続も指定規則に定めるところに準じて行うものであること．

衛生検査技師法の一部を改正する法律等の施行について

（昭和45年12月3日　厚生省発医第212号　各都道府県知事あて　厚生事務次官通知）

　衛生検査技師法の一部を改正する法律（以下「改正法」という.）が，昭和45年5月21日法律第83号をもって公布され，これに伴い，衛生検査

技師法施行令の一部を改正する政令及び衛生検査技師法施行規則の一部を改正する省令が, それぞれ昭和45年10月14日政令第305号及び昭和45年12月3日厚生省令第58号をもって公布された. これらの施行期日は昭和46年1月1日であるが, その運用にあたっては次の事項に同意のうえ, 改正法の実施につき遺憾のないように期せられたく通知する.

記

第1　一般的事項

　　改正法制定の趣旨は, 近年疾病の診断又は治療のための検査, 特に脳波検査, 心電図検査等の生理学的検査が重要視されるに至ったが, 衛生検査技師はこれらの生理学的検査を行なうことができないため, 新たに生理学的検査をも行ない得る臨床検査技師の資格について定め, 医療面における検査業務の適正な運用を確保するとともに, 診療所等から委託を受けて検査を行なう施設について登録衛生検査所の制度を設け, もって医療及び公衆衛生の向上に寄与させることにあること.

第2　臨床検査技師に関する事項

　1　臨床検査技師とは, 厚生大臣の免許を受けて, 臨床検査技師の名称を用いて, 医師の指導監督の下に, 微生物学的検査, 血清学的検査, 血液学的検査, 病理学的検査, 寄生虫学的検査, 生化学的検査及び心電図検査, 心音図検査等の生理学的検査を行なうことを業とする者をいうものであること.

　2　臨床検査技師の免許は, 臨床検査技師国家試験に合格した者に与えられるものであること.

　3　臨床検査技師国家試験の受験資格は, 文部大臣が指定した学校又は厚生大臣が指定した臨床検査技師養成所において3年以上臨床検査技師が行なうこととされる検査及び採血行為に必要な知識技能を修得した者等に与えられるが, 改正法施行前に衛生検査技師の免許を受けている者等についても厚生大臣の指定する講習会の課程を修了したことを要件として特例受験資格が認められるものであること.

　4　臨床検査技師は, 保健婦助産婦看護婦法 (昭和23年法律第203号) の規定にかかわらず, 診療の補助として採血 (医師の具体的な指示を受けて行なうものに限る.) 及び生理学的検査を行なうことを業とすることができるものとされ, 診療の補助を行なう医療関係者として新たに位置づけられることとなった.

第3　衛生検査技師に関する事項

　　従来, 衛生検査技師の免許は, 都道府県知事が与えることとされていたが, これが厚生大臣の与える免許に改められたこと.

　　なお, 改正法施行後においては新たな衛生検査技師学校又は養成所の指定は行なわれないことになるが, 衛生検査技師国家試験は昭和51年12月31日まではなお従前の例により行なわれるものであること.

第4　衛生検査所に関する事項

　　医療において各種の検査が重視されてきたことに伴い, 診療所等から委託を受けて検査を行なう施設が増加しているが, かかる検査所のうちその構造設備, 管理組織等が省令で定める基準に適合する優良な検査所については都道府県知事の登録を受けることができることとし, 登録を受けた検査所でなければ登録衛生検査所又はこれに紛らわしい名称を用いてはならないこととされたこと. この措置は, 登録衛生検査所をその表示によって他と区別することをもって検査を委託する医療機関の委託先の選定に誤りなきを期すとともに, これに信頼性を与えることにより検査所の登録の申請を促がし, 検査所一般の整備充実, 技術水準の向上が図られるよう期待したものである.

衛生検査技師法の一部を改正する法律等の施行について

（昭和45年12月3日　医発第1416号
各都道府県知事あて　厚生省医務局長通達）

　　標記については, 別途厚生事務次官から通知 (昭和45年12月3日厚生省医発第212号) がなされたところであるが, 衛生検査技師法の一部を改正する法律等の施行については, 同通知によるほか, 次の事項に留意のうえ遺憾のないようにされたい. なお, この通知では, 衛生検査技師法の一部を改正する法律を「改正法」と, 改正法による改正後の臨床検査技師, 衛生検査技師等に関する法律を「法」と, 臨床検査技師, 衛生検査技師等に関する法律施行令を「令」と, 臨床検査技師, 衛生検査技師等に関する法律施行規則を「規則」とそれぞれ略称する.

　　おって, 法第15条第1号の学校又は臨床検査技師養成所の指定に関しては, 別途臨床検査技師学校養成所指定規則が制定される際通知する予定であること.

記

第1　臨床検査技師及び衛生検査技師の免許について

　1　臨床検査技師及び衛生検査技師の免許等の申請の手続は, 令第3条及び第5条から第9条まで並びに規則第1条及び第2条の2から第3条の4までの規定によるほか, 次の厚生省医務局

長通知において医師，歯科医師等の免許等の申請に関し示した要領に準拠して処理すること．

(1) 医師，歯科医師，保健婦，助産婦，看護婦，理学療法士及び作業療法士の免許申請等の取扱要領（昭和35年4月14日医発第293号）

(2) 医師等の免許証の再交付申請時における亡失証明書等の取扱について（昭和40年4月12日医発第479号）

(3) 過誤納金の還付等取扱要領（昭和42年8月23日医発第1077号）

2 衛生検査技師免許を有する臨床検査技師について，その者が令第5条の名簿の訂正の申請をする場合又は令第6条第2項により戸籍法による死亡若しくは失踪の届出義務者が名簿の登録消除の申請をする場合は，臨床検査技師名簿に関する当該申請をすることをもって足り，あわせて衛生検査技師名簿に関する申請をすることを要しないものであること．

3 法第8条第3項の規定により都道府県知事が行なう厚生大臣に対する具申は，次の事項について行なうこと．

(1) 住所，氏名及び生年月日

(2) 名簿登録番号

(3) 処分を要する理由及び意見

(4) その行為の動機（例えば，報酬を得るためであるか，又は情誼のためであるか等）

(5) その行為が医療及び公衆衛生の上に及ぼした影響

(6) 素行

(7) その他参考となるべき事項

なお，臨床検査技師又は衛生検査技師が法第5条各号のいずれかに該当すると認める場合であって，貴職において処分の必要を認めないときは，法第8条第3項による具申は必要としないが，当該事実に関し上記に準じて報告されたいこと．

4 臨床検査技師の名称独占については衛生検査技師におけると同様であるが，臨床検査技師については臨床検査技師と称することができるほか，衛生検査技師と称することもできるものであること．（法第20条）．

第2 臨床検査技師国家試験について

1 臨床検査技師国家試験（以下「試験」という．）の受験資格は，次の者に与えられるものであること．なお，(6)から(9)までの者は法附則の特例により認められる者であること．

(1) 文部大臣が指定した学校又は厚生大臣が指定した臨床検査技師養成所（以下「指定施設」という．）において3年以上の教科課程を修

了した者（法第15条第1号）

(2) 学校教育法に基づく大学又は旧大学令に基づく大学において医学又は歯科の正規の課程を修めて卒業した者（令第12条第1号）

(3) 医師若しくは歯科医師（(2)の者を除く．）又は外国で医師免許若しくは歯科医師免許を受けた者（令第12条第2号）

(4) 衛生検査技師の免許資格を有する者（(1)から(3)までの者を除く．）で，大学（短期大学を除く．）又は指定施設において生理学的検査又は採血に関する科目で厚生大臣の指定するものを修めたもの（令第12条第3号）

なお，厚生大臣の指定する科目については，別途告示される予定であること．

(5) 外国の臨床検査に関する学校若しくは養成所を卒業し，又は外国で臨床検査技師の免許に相当する免許を受けた者で，厚生大臣が(1)の者と同等以上の知識技能を有すると認めたもの（法第15条第3号）

(6) 改正法施行の際現に改正法による改正前の法（以下「旧法」という．）により指定されている学校において，3年以上臨床検査技師として必要な知識技術の修習を終えた者（改正法附則第7条）

(7) 旧法により指定された学校又は養成所において2年以上の教科課程を修了した者で，法により指定された養成施設において1年以上臨床検査技師として必要な知識技能の修習を終えたもの（改正法附則第8条第1号）

ただし，受験資格は昭和51年12月31日まで認められるものであること．

(8) 昭和51年12月31日までに行なわれる衛生検査技師国家試験に合格し，衛生検査技師の免許を受けた者で，厚生大臣が指定した講習会の課程を修了したもの（改正法附則第8条第2号）

ただし，受験資格は昭和52年12月31日まで認められるものであること．

(9) 法施行の際現に旧法の規定により衛生検査技師の無試験免許を受けている者で，厚生大臣が指定した講習会の課程を修了したもの（改正法附則第9条）．ただし，受験資格は昭和48年12月31日まで認められるものであること．

2 厚生大臣が指定する講習会の指定基準，指定申請の手続及びその実施上の注意については，別途通知するものであること．

3 臨床検査技師国家試験の試験科目は規則第5条第1項各号に掲げる15科目であるが，衛生

検査技師又は衛生検査技師の免許資格を有する者については、衛生検査技師国家試験の試験科目に相当する科目が免除されるものであること（規則第5条第2項）

第3　衛生検査技師国家試験について

衛生検査技師国家試験は、改正法附則第6条第2項の規定により昭和51年12月31日までは行なわれるが、受験資格、受験科目、受験手続等はすべて従前の例によるものであること.

第4　臨床検査技師の業務について

1　医事法制上医業は医師の独占業務とされるとともに医師の診療の補助は看護婦、准看護婦等の独占業務とされているが、法第20条の2の規定が創設されたことにより、診療の補助として行なう生理学的検査及び医師の具体的指示を受けて行なう採血については、保健婦助産婦看護婦法第31条第1項及び第32条の規定にかかわらず、新たに臨床検査技師においてもこれを業として行なうことができることとされたこと.

2　生理学的検査は他の検査と異なり、人体それ自体を検体とするものであって、法律上、学問上医行為の範疇に属するものと解されるので、臨床検査技師がこれを行なう場合は医師の診療の補助として行なう場合に限られるものであること（法第20条の2）、従って臨床検査技師が業として生理学的検査を行なう場合は、原則として病院又は診療所等医業の行なわれる場所に限定されるものであること.

3　臨床検査技師の行なう生理学的検査は令第1条に列挙されているとおりであるが、医学上生理学的検査に属するものであってもこれに該当しないものについては臨床検査技師が業として行なってはならないものであること.

4　臨床検査技師が行なう採血行為は、法第2条第1項に規定する検査のため必要な場合に限り認められるものであること（法第11条）.

5　採血行為は、生理学的検査と同様医行為の範疇に属するものであって、臨床検査技師の行なう採血は、医師の診療の補助として医師の具体的な指示を受けて行なうものに限られ、また生理学的検査についてと同様、臨床検査技師が業として採血を行ない得る場所は、原則として病院、診療所等医業の行なわれる場所に限られるものであること.

6　法第2条の規定により臨床検査技師又は衛生検査技師の業務はすべて医師の指導監督の下に行なわれるものとされており、この指導監督は臨床検査技師又は衛生検査技師の行なう検査業務の個々について個別的、具体的な指示を行なうことではなく、一般的、包括的な業務の調整を行なうことを意味するものであるが、この採血に関しては医師の具体的な指示を受けて行なわなければならないものであって、採血の方法、部位、採血量その他についての医師の個別的、具体的指示の下においてのみ認められるものであること.

なお、採血に関しては、令第10条の規定により採血し得る部位が示されていること.また、医師の具体的な指示により臨床検査技師の行なう採血は、1回あたりの採血量は20ミリリットル以内であることを原則とするよう指導されたいこと.

第5　廃止（昭和53年3月2日）

衛生検査技師法の一部を改正する法律等の施行について

昭和45年12月3日　医事第201号
各都道府県医務主管部局長あて
医務局医事課長通知

改正　昭56　医事20号

標記については、昭和45年12月3日厚生省発医第212号及び昭和45年12月3日医発第1416号をもって通知したところであるが、その事務処理については、なお次の点に留意し、標記法律等の円滑な実施については御高配をたまわりたい.

記

第1　臨床検査技師及び衛生検査技師の免許申請等について

1　衛生検査技師法施行令の一部を改正する政令による改正前の衛生検査技師法施行令第10条に規定する住所移転の場合の名簿の移転の手続は臨床検査技師、衛生検査技師等に関する法律施行令（以下「令」という.）の施行後は廃止されることとなるので、各都道府県においては、移転手続中の案件がある場合は原則として昭和45年12月31日までにその処理が完了するようにすること.

2　衛生検査技師免許を有する者が臨床検査技師免許の申請をする場合には、臨床検査技師、衛生検査技師等に関する法律施行規則（以下「規則」という.）第1条第1項の申請書の記載事項中受験番号又は試験合格証書の番号の次に衛生検査技師免許の登録番号及び登録年月日をつけ加えて記入させる扱いとすること.

3　臨床検査技師が、就業その他やむを得ない事情により特に衛生検査技師の資格を有する旨の証明を必要とする場合は、免許証の再交付申請

に準じて資格証明書の交付申請をするよう指導されたいこと.

第2　臨床検査技師国家試験について

1　令第12条第3号に該当する者は，学校教育法に基づく大学又は臨床検査技師学校養成所において，厚生大臣の指定する生理学的検査及び採血に関する科目を履修したことを要件として認められるものであること.

　なお，当該科目の履修は同号に規定する大学に在学中であると卒業後であるとを問わないものであること.

2　臨床検査技師国家試験の試験科目中「臨床検査総論I」及び「基礎生理学」は，それぞれ衛生検査技師国家試験の試験科目の「衛生検査総論」及び「生理学」と同一の内容のものであること.

3　規則第5条第2項により，衛生検査技師の免許資格を有する者についても，臨床検査技師国家試験の試験科目として，衛生検査技師国家試験の試験科目に相当する科目が免除されるものであること．すなわち獣医師，薬剤師等いわゆる衛生検査技師の無試験免許資格を有する者はそのことをもって科目免許の対象となるものであり，現に衛生検査技師の免許を受けていることを要件とするものではないこと.

4　規則第6条第5号に規定する受験願書に添付しなければならない書類は，次のとおりであること.

　イ　外国の学校若しくは養成所の卒業証書の写し又は外国の免許証の写し（都道府県において原本と相異ない旨の証明をしたもの）

　ロ　外国で卒業した学校又は養成所の教科課程を明らかにした書類（当該学校又は養成所の長の証明のあるもの）

　ハ　外国で免許を受けた者にあっては，その免許の根拠法令の関係条文（原文のもの及び邦訳したもの）

5　規則附則第2項に規定する受験願書に添付しなければならない書類は，次のとおりであること.

　イ　衛生検査技師法の一部を改正する法律（以下「改正法」という．）附則第7条に規定する者については，卒業証書の写し又は卒業証明書及び学校の教科課程を明らかにした書類（当該学校の長の証明のあるもの）

　ロ　改正法附則第8条第1項に掲げる者については，学校又は衛生検査技師養成所の修業証明書又は卒業証書の写し若しくは卒業証明書及び学校又は臨床検査技師養成所において1

年の教科課程を修了したことを証する書類並びにこれらの学校又は養成所の教科課程を明らかにした書類（当該学校又は養成所の長の証明のあるもの）

　ハ　改正法附則第8条第2項に掲げる者については，衛生検査技師国家試験の合格証書の写し又は合格証明書及び厚生大臣の指定した講習会の課程を修了したことを証する書類

　ニ　改正法附則第9条に規定する者については，衛生検査技師免許証の写し及び厚生大臣の指定した講習会の課程を修了したことを証する書類

6　臨床検査技師国家試験の受験手数料は1,500円と定められたこと.

第3　臨床検査技師の行なう採血行為について

　臨床検査技師，衛生検査技師等に関する法律第20条の2の規定により，臨床検査技師の業務として，診療の補助として医師の具体的な指示を受けて行なう採血が認められた趣旨については，血液を検体とする検査において特に高い精度と迅速な処理が要求されるため臨床検査技師が採血及び検査を一貫して行なう必要がある場合に備えたものであり，採血行為それ自体は臨床検査技師の本来の業務ではないこと．したがって，同法第2条第1項の臨床検査技師の定義規定においても，その義務として採血行為が明示されていないものであること.

臨床検査技師，衛生検査技師等に関する法律の一部を改正する法律等の施行について

（昭和56年3月2日　医発第224号　各都道府県知事あて　厚生省医務局長通知）

　　改正　昭61　健政262号

　臨床検査技師，衛生検査技師等に関する法律の一部を改正する法律（以下「改正法」という．）が昭和55年12月6日に公布されたことに伴い，臨床検査技師，衛生検査技師等に関する法律施行規則（以下「規則」という．）の一部を改正する厚生省令，検体検査用放射性同位元素を備える衛生検査所の登録基準を定める告示及び衛生検査所の登録を必要としない施設を定める告示が制定され，昭和56年3月2日に公布された.

　これらの施行期日は，昭和56年3月6日であるが，今回の法律改正等の趣旨等は，下記のとおりであるので，了知の上，今後の改正法等の円滑な施行に御配慮をお願いしたい.

　あわせて，衛生検査所に関するこれまでの本職通知（昭和45年12月3日医発第1416号「衛生検

査技師法の一部を改正する法律等の施行について」の第5及び昭和45年12月24日医発第1511号「衛生検査所の登録について」を廃止し，別添のとおり，「衛生検査所指導要領」を作成したので，今後は，関係法令及びこの指導要領に従い，貴管下の衛生検査所に対する指導方よろしくお願いしたい．

なお，今回の法律改正等が円滑に施行されるよう貴管下の関係行政機関，地元医師会等の関係団体に対して，今回の法律改正等の趣旨等について十分周知徹底を図られたい．

おって法律改正に伴う臨床検査技師，衛生検査技師等に関する法律施行令の改正については，別途通知する．

記

1 改正法制定の趣旨

衛生検査所については，これまで，その衛生検査所の構造設備，管理組織その他の事項が規則で定める基準に適合するときは，その衛生検査所について，都道府県知事の登録を受けることができるという「任意登録制度」が設けられていた．ところが，医療機関からの検体検査の外部委託が増加し，衛生検査所の数が年々増加するとともに，近時，登録を受けない衛生検査所の中には，不適切な検査を行っているものがあるという指摘が強まってきていた．そこで衛生検査所に対する規制を強化するため，臨床検査技師，衛生検査技師等に関する法律の改正が行われることとなったものである．

2 改正法の内容

(1) 衛生検査所の登録の義務化等

衛生検査所を開設しようとする者は，その衛生検査所について，都道府県知事の登録を受けなければならないこととされた．

また，衛生検査所の開設者は，その衛生検査所の検査業務の内容を変更しようとするときは，都道府県知事の登録の変更を受けなければならないこととされるとともに，その衛生検査所を廃止したとき等は，都道府県知事に届出を行わなければならないこととされた．

(2) 都道府県知事の指導監督の強化

都道府県知事は，法律の施行のために必要があると認めるときは，報告を命じ，又は当該吏員に立入検査させることができることとされた．

また，都道府県知事は，一定の場合に必要な指示をし，又は衛生検査所の登録の取消等を行うことができることとされた．

3 規則改正及び告示制定の趣旨

今回の規則改正は，法律改正に伴い，登録基準，登録に関する事項等について必要な改正を行うものである．また併せて放射性医薬品を備える衛生検査所の登録基準等を定めるものである．これは，近年，放射性医薬品を使用して検体検査を行う衛生検査所が多くなってきたため，放射性医薬品を備える衛生検査所の登録基準を定め，衛生検査所における放射性医薬品の適正な使用を確保するとともに，放射線障害の防止に当面必要な規制を行うこととしたものである．

また，告示第16号は，規則第12条第5号の規定に基づき，検体検査用放射性同位元素を備える衛生検査所の構造設備等の基準を定めるものであり，告示第17号は，法第20条の3第1項の規定に基づき，同項に規定する厚生大臣が定める施設を定めるものである．

4 規則改正及び告示の内容

(1) 規則改正の内容

① 検体検査用放射性同位元素を備える衛生検査所について

(ア) 届出について

衛生検査所に検体検査用放射性同位元素を備えようとするときは，あらかじめ，所定の事項を当該衛生検査所の所在地の都道府県知事に届け出なければならないこととされた．

(イ) 管理者について

臨床検査技師及び衛生検査技師については「管理者として当該衛生検査所の検査業務の管理に関し必要な知識及び技能を有する臨床検査技師又は衛生検査技師として，厚生大臣が別に定める臨床検査技師又は衛生検査技師」に限ることとされた．なお，「厚生大臣が別に定める臨床検査技師又は衛生検査技師」については，5に示すとおりである．

(ウ) 構造設備等について

厚生大臣が定める基準に適合する検体検査用放射性同位元素の使用室，貯蔵施設，運搬容器及び廃棄施設の構造設備を有すること並びに管理に関して厚生大臣が定める基準に適合するために必要な措置を講じていることが登録の要件とされた．

なお，厚生大臣が定める基準については，告示第16号において具体的に示されている．

② その他

登録の申請手続，登録の変更，休廃止等の届出，変更の届出等について，所要の規定の整備が行われた．

(2)　告示第16号の内容

　　　規則第12条第5号の規定に基づき，検体検査用放射性同位元素を備える衛生検査所の構造設備等の基準が定められた．なお，構造設備の基準は，医療法施行規則第4章において診療用放射線の防護のために定められている規定とほぼ同様のものであるが，衛生検査所においては，検体検査しか行うことができないこと，衛生検査所における放射線防護の対象は，検査従事者等であること等を勘案した上で，衛生検査所における放射線障害防止のために必要なものとされている．

(3)　告示第17号の内容

　　　法第20条の3第1項の規定に基づき，同項に規定する厚生大臣が定める施設として，保健所，検疫所，犯罪鑑識施設，国又は地方公共団体の試験研究施設等であって，診療の用に供する検体検査を行わないもの等が定められた．従って，これらの施設内の場所については，登録の対象となる衛生検査所には該当しないものである．

5　検体検査用放射性同位元素を備える衛生検査所の管理者について

(1)　規則第12条第9号の「管理者として当該衛生検査所における検査業務の管理に関し必要な知識及び技能を有する臨床検査技師又は衛生検査技師として厚生大臣が別に定める臨床検査技師又は衛生検査技師」としては，次の①に掲げる者が定められており，また，当面，次の②に掲げる者も当該管理者として認めることとして差支えないこととされていること．

　①　次に掲げる者であって，臨床検査技師又は衛生検査技師であるもの

　　(ｱ)　第一種放射線取扱主任者の免状を有する者

　　(ｲ)　薬剤師

　②　①に該当する者以外の臨床検査技師であって，厚生大臣の指定する講習会を修了した者

(2)　管理者が(1)の②に掲げる者である場合には，第一種放射線取扱主任者の免状を有する者の助力（例えば，非常勤職員として委嘱する等）を得て，当該管理者が管理業務を行うよう指導されたいこと．

6　改正法等の施行に当たっての留意点

(1)　改正法施行の際現に登録を受けている衛生検査所は，改正法の規定による登録を受けたものとみなされている．

　　　また，改正法施行の際現に検査業務を行っている未登録の衛生検査所については，施行後6月間は，改正法第20条の3第1項の規定を適用しないこととされている．

　　　これらの衛生検査所の開設者に対しては，規則で定められた登録基準を満たすとともにできる限り早く登録を受けるよう指導されたい．

(2)　規則施行の際現に検体検査用放射性同位元素を備えている衛生検査所については，改正後の登録基準に関する規定中検体検査用放射性同位元素を備えている衛生検査所に係る部分は，昭和56年9月5日までは適用しないこととされている．

(3)　病院，診療所又は告示第17号に定める施設内の場所については，衛生検査所の範ちゅうから除外されることとなったため，現に登録を受けている衛生検査所中これらに該当する衛生検査所については登録を抹消するとともに登録証明書を返納するよう指導されたい．

臨床検査技師，衛生検査技師等に関する法律施行規則の一部を改正する省令の施行について

（昭和61年4月15日　健政発第262号　各都道府県知事あて　厚生省健康政策局長通知）

　　　改正　平10　健政627号

　臨床検査技師，衛生検査技師等に関する法律施行規則（以下「規則」という．）の一部を改正する省令は，昭和61年4月10日に厚生省令第28号をもって公布され，同年10月1日から施行されることとなった．

　今回の省令改正の趣旨は，下記のとおりであるので，了知の上，今後の改正省令の円滑な施行に御配慮をお願いしたい．

　あわせて，衛生検査所に関するこれまでの本職通知（昭和56年3月2日医発第224号「臨床検査技師，衛生検査技師等に関する法律の一部を改正する法律等の施行について」）のうち別添「衛生検査所指導要領」の部分及び医事課長通知（昭和56年7月22日医事第60号「衛生検査所に関する疑義について」）を廃止し，別添のとおり，新たに「衛生検査所指導要領」を作成したので，今後は，関係法令及び本指導要領に従い，貴管下の衛生検査所に対する指導方よろしくお願いしたい．

　なお，今回の省令改正が円滑に施行されるよう貴管下の関係行政機関，地元医師会等の関係団体に対して，改正の趣旨等について十分周知徹底を図られたい．

　　　　　　　　　　　記

1　改正の趣旨

　衛生検査所の精度管理について改正前の規則に

おいては，「検査の精度を適正に保つために必要な措置が講じられていること．」（改正前の規則第12条第12号）と規定されているのみであったが，医療における衛生検査の重要性が高まってきたことにかんがみ，衛生検査所における検査の内容の質的向上を図るため，精度管理に関する諸基準を設けることとしたものである．

また，併せて血清分離のみを行う衛生検査所における基準の緩和等を行うこととした．

2　改正の内容

(1)　衛生検査所の登録基準等の改正について

①　精度管理責任者について

精度管理責任者として，検査業務に関し相当の経験を有し，かつ，精度管理に関し相当の知識及び経験を有する医師又は臨床検査技師若しくは衛生検査技師が置かれていることが，新たに衛生検査所の登録要件とされた．

②　各書類の作成について

次の各書類が作成されていることが，新たに衛生検査所の登録要件とされた．

(ア)　医療機関等に衛生検査所の検査項目，判定基準等を紹介する検査案内書

(イ)　各作業工程における作業の手順を示した標準作業書

(ウ)　各作業工程における作業が間違いなく行われるようチェックするための作業日誌及び台帳

（作業日誌）（本文参照，同上）

（台帳）（本文参照，同上）

③　検査用機械器具及び検査室の環境について

(ア)　衛生検査所が備えるべき検査用機械器具が現状に合わせて改正された．

(イ)　検査室の環境基準のうち「十分な採光」が「十分な照明」と改正された．

④　登録申請等の手続の変更について

(ア)　登録申請書に新たに次の書類を添えなければならないこととされた．

・管理者の同意書
・精度管理責任者の同意書及び履歴書
・検査案内書
・各標準作業書
・各作業日誌及び各台帳
・営業所に関する書類

(イ)　変更の届出をしなければならない事項として，新たに精度管理責任者の氏名が加えられた．

(2)　衛生検査所の遵守事項について

①　外部精度管理調査への参加について

衛生検査所の開設者は，その衛生検査所の検査業務について，都道府県その他の適当と認められる者が行う精度管理調査を受けなければならないこととされた．

②　研修について

衛生検査所の開設者は，検査業務に従事する者に必要な研修を受けさせなければならないこととされた．

③　書類の保存について

衛生検査所の管理者は，各作業日誌及び各台帳を2年間保存しなければならないこととされた．

(3)　血清分離のみを行う衛生検査所について

血清分離のみを行う衛生検査所については，検査の内容が軽微であるので，検査用機械器具，検査室の面積，人員，標準作業書，作業日誌及び台帳についての基準を緩和し，外部精度管理調査についても必ずしも参加する必要がないこととされた．

3　既登録衛生検査所に対する改正省令の適用に当たっての留意点

既に登録された衛生検査所についても，本年10月1日以降は新たな登録基準が適用されるので，各都道府県知事におかれては，臨床検査技師，衛生検査技師等に関する法律第20条の5第1項（報告徴収）の規定に基づき，昭和61年12月31日までに各衛生検査所から検査案内書，各標準作業書，各作業日誌及び台帳を提出させること．

なお，各標準作業書のうち，測定標準作業書の提出については，衛生検査所の実情に応じ漸次提出させればよいこと．

（別添）

第1章	**総　論**	
第2章	**登録及び指導監督業務**	略
第3章	**登録及び指導監督基準**	
第4章	**その他**	

（別紙）　略

臨床検査技師，衛生検査技師等に関する法律施行令の一部を改正する政令の施行について

平成5年4月28日　医事第42号
各臨床検査技師養成所長あて
厚生省健康政策局医事課長通知

臨床検査技師，衛生検査技師等に関する法律施行令の一部を改正する政令は，平成5年4月28日政令第159号をもって公布され，同日から施行されたところである．

今回の政令改正の趣旨，概要等は以下のとおりであるので，これらに御留意の上，その円滑な実施に

ついて御配意をお願いしたい.
記
第1　趣旨
　　近年，医学の進歩等に伴い，医療の現場では比較的安全に取扱のできる医療機器を用いた業務など新しい業務が生ずるようになってきている.
　　これらの業務の中には，既存の医療関係者の業務と隣接する領域にあるものもある.
　　こうした業務については，既存の医療関係者がそれぞれの持つ専門性を生かしつつ，効率的かつ適正に業務の役割分担をしていくことが求められている.こうした観点から，臨床検査技師の業務の拡大を行うものである.
第2　改正の概要
　(1)　業務の拡大
　　　臨床検査技師の行うことのできる生理学的検査に，熱画像検査，磁気共鳴画像検査，眼底写真検査（散瞳薬を投与して行うものを除く.），毛細血管抵抗検査，経皮的血液ガス分圧検査が加えられたこと.
　(2)　施行期日
　　　公布の日（平成5年4月28日）から施行することとされたこと.
第3　その他
　　各養成所においても，今回の業務の拡大の趣旨を踏まえ教育内容をより充実していくことが重要であることから，御配慮をお願いする.

臨床検査技師，衛生検査技師等に関する法律施行規則及び医療法施行規則の一部を改正する省令の施行について

平成10年5月15日　健政発第627号
各都道府県知事・保健所設置市長・
特別区長あて通知
厚生省健康政策局長

　臨床検査技師，衛生検査技師等に関する法律施行規則及び医療法施行規則の一部を改正する省令（以下「改正省令」という.）は，平成10年5月15日厚生省令第57号をもって公布されたところであるが，その施行に伴い，これまでの衛生検査所及び検体検査の業務委託に関する本職通知「臨床検査技師，衛生検査技師等に関する法律施行規則の一部を改正する省令の施行について」（昭和61年4月15日付け健政発第262号）及び「医療法の一部を改正する法律の一部の施行について」（平成5年2月15日付け健政発第98号）の一部を，別添のとおり改正し，平成10年10月1日より適用することとしたので通知する.
　ただし，「臨床検査技師，衛生検査技師等に関す

る法律施行規則の一部を改正する省令の施行について」の改正規定中，「（別添）衛生検査所指導要領」第3章第3節第1項の2の(2)，第3章第3節第6項の3の(3)及び第3章第8節第3項の1の改正規定並びに「医療法の一部を改正する法律の一部の施行について」の改正規定中，「第3業務委託に関する事項」の「2検体検査の業務（新省令第9条の8関係）」の(1)のイに係る改正規定については改正省令の公布の日から適用し，「臨床検査技師，衛生検査技師等に関する法律施行規則の一部を改正する省令の施行について」の改正規定中，「（別添）衛生検査所指導要領」第3章第1節第3項の2に係る改正規定については平成11年4月1日から適用することとする.
　なお，これらの改正の趣旨及び改正省令の要点は下記のとおりであるので，その施行に当たっては，管下行政機関，関係団体等に周知徹底を図るとともに，その運用に遺憾なきよう格段の配慮をお願いする.
記
第1　衛生検査所に関する事項（臨床検査技師，衛生検査技師等に関する法律施行規則第3章関係）
1　改正の趣旨
　　衛生検査所が精度の高い適正な検査を行うためには，構造設備，管理組織等の登録基準を遵守するとともに，適正な精度管理の実施が必要不可欠であること.
　　また，衛生検査所における精度管理は，測定の作業工程において統計学的手法等を用い検査精度の質的管理を行うことはもとより，測定の前後，すなわち検体の受領，搬送，受付，仕分け，検査結果の報告等測定以外の作業工程において検査精度を適正に保つために必要な措置を講ずることも含むものであり，本質的には，衛生検査所が自らの責任において，精度管理の実施体制の整備や検査担当者の適正な配置等により，日々，組織的かつ効果的に行うことが重要であること.
　　今回の改正では，こうした精度管理の重要性にかんがみ，精度管理の実施範囲を明文化するとともに，精度管理責任者を中心とする実施体制の整備を開設者の義務とし，さらに精度管理責任者の要件等について改正を行うことにより，衛生検査所における精度管理の充実を図るものであること.
　　あわせて，一部の検査用機械器具を削除し，用語を改めるとともに，検査用機械器具の具体的な代替例や各作業日誌・各台帳の保存方法を明示すること等により，衛生検査所の登録基準の改正及びその弾力的な運用の促進を図るものであること.
2　改正省令の要点
　(1)　衛生検査所の遵守事項について

衛生検査所の開設者は，管理者の下に精度管理責任者を中心とした精度管理のための体制を整備すること等により，検査に係るすべての作業を通じて十分な精度管理が行われるように配慮しなければならないこととされたこと．

(2) 衛生検査所の登録基準について

① 精度管理責任者の要件に「第9号に掲げる管理者」が加えられたこと．

② 検査用機械器具の一部（ふ卵器及びピペット洗浄器）が削除されたこと．

③ 「正常参考値」が「基準値」に改められたこと．

第2 検体検査の業務委託に関する事項（医療法施行規則第9条の8関係）

1 改正の趣旨

検体検査の業務を病院又は診療所の施設で受託する場合にも，衛生検査所の精度管理と同様にその実施は極めて重要なことであること．

したがって，今回の改正では衛生検査所の基準の改正に準じて，所要の改正を行うものであること．

2 改正省令の重点

検体検査の業務を病院又は診療所の施設で適正に行う能力のある者の基準について

① 精度管理責任者の要件に「第1号に掲げる受託業務の責任者」が加えられたこと．

② 検査用機械器具の一部（ふ卵器及びピペット洗浄器）が削除されたこと．

③ 「正常参考値」が「基準値」に改められたこと．

（別添　略）

障害者等に係る欠格事由の適正化等を図るための医師法等の一部を改正する法律の施行について

（平成13年7月13日　医政発第754号　各都道府県知事あて，厚生労働省医政局長・医薬局長連名通知）

（抜　粋）

　　免許を与えないこととする場合の意見聴取手続について

〔本文等省略〕

（免許をあたえないこととするときの通知）

1 厚生労働大臣（以下「大臣」という．）は，免許の申請者（以下「申請者」という．）が，心身障害者に係る相対的欠格事由に該当すると認め，免許を与えないこととしようとするときは，あらかじめ申請者に対し，以下の事項を通知しなければならない．

(1) 免許を与えないこととすること

(2) 免許を与えないことと判断した理由

(3) 希望する場合には，厚生労働省の職員等が意見を聴取する機会を設けること．

その場合，30日以内に書面で申し立てしなければならないこと

(4) 出頭に代えて意見書を提出することができること

(5) 希望しない場合は免許を与えない旨の決定がなされること

(6) 担当課連絡先

（意見聴取を希望した場合の通知）

2 申請者が1の規定に基づき意見聴取を希望した場合には，大臣は申請者に対し，以下の事項を通知しなければならない．

(1) 意見聴取の期日及び場所

(2) 意見聴取の際には参考書類等を提出することができること

(3) 期日への出頭に代えて意見書を提出することができること

（意見聴取の期日又は場所の変更）

3

(1) 大臣が，2の通知をした場合において，申請者は，やむを得ない理由がある場合には，行政庁に対し，説明等の期日又は場所の変更を申し出ることができる．

(2) 大臣は，前項の申出により，又は職権により，説明等の期日又は場所を変更することができる．

(3) 行政庁は，前項の規定により説明等の期日又は場所を変更したときは，速やかに，その旨を申請者に通知しなければならない．

（代理人）

4 申請者は，代理人を選任することができる．

（意見聴取の実施）

5

(1) 大臣が指名する職員（以下「担当職員」という．）は，意見聴取の期日において，免許を与えない旨及びその理由について説明し，それに対して申請者の意見を聴かなければならない．

(2) 意見聴取の際には，担当職員の他に専門家等を加え，必要に応じて意見を求めるものとする．

(3) 前項の手続は，行政庁が公開することを相当と認めるときを除き，公開しない．

（意見書の提出）

6

(1) 申請者は，説明等の期日への出頭に代えて，大臣に対し，説明等の期日までに意見書を提出することができる．

(2) 前項の規定による意見書の提出は，提出する

者の氏名及び住所，免許を与えないこととする
ことに対する意見等を記載した書面により行う
ものとする．

（申請者の不出頭の場合における意見聴取等の終結）

7
(1) 大臣は，申請者が正当な理由なく意見聴取の
期日に出頭せず，かつ，意見書を提出しない場
合には，意見聴取等を終結することができる．
(2) 行政庁は，前項に規定する場合のほか，当事
者が説明等の期日に出頭せず，かつ，前条第一
項に規定する意見書を提出しない場合におい
て，当事者の説明等の期日への出頭が相当期間
引き続き見込めないときは，当事者に対し，期
限を定めて意見書の提出を求め，当該期限が到
来したときに説明等を終結することとすること
ができる．

（調書）

8
(1) 担当職員は，意見聴取の経過を記載した調書
を作成するものとする．
(2) 前項の調書には，次に掲げる事項（説明等の
期日において当事者が出頭しなかった場合にお
いては，第四号に掲げる事項を除く．）を記載
するものとする．
　①説明等の件名
　②説明等の期日及び場所
　③担当職員及び同席した専門家の氏名及び職名
　④意見聴取に出頭した申請者及びその代理人
　⑤意見聴取に出頭しなかった申請者について
　　は，出頭しなかったことについての正当な理
　　由の有無
　⑥担当職員の説明並びに申請者及びその代理人
　　の意見の要旨（提出された意見書における意
　　見を含む．）
　⑦その他参考となるべき事項
(3) 申請者及びその代理人は，(1)の調書の閲覧を
求めることができる．

（説明等を経てされる措置又は保育の実施等の解除
の決定）

9　厚生労働省は，当該申請者に対し，免許を与え
ないことと決定をするときは，8(1)の調書又は6
(1)の意見書の内容を十分に参酌してこれをしなけ
ればならない．

臨床検査技師，衛生検査技師等に関する法律の一部を改正する法律の施行等について

（平成18年3月31日
医政発第0331020号
各都道府県知事あて
厚生労働省医政局長通知）

　臨床検査技師，衛生検査技師等に関する法律の一
部を改正する法律（平成17年法律第39号．以下「改
正法」という．）については，昨年5月2日付けで
公布され，本年4月1日より施行することとされた
ところである．
　貴職におかれては，下記の改正内容を御了知の上，
貴管内の保健所設置市，特別区，医療機関，関係団
体等に周知方願いたい．

記

1．臨床検査技師の定義の見直し
　　臨床検査技師の定義を「医師又は歯科医師の指
　示の下に，微生物学的検査，血清学的検査，血液
　学的検査，病理学的検査，寄生虫学的検査，生化
　学的検査及び厚生労働省令で定める生理学的検査
　を行うことを業とする者」に改めることとされた
　こと．
2．衛生検査技師の廃止
　　医療及び検査技術の高度化等に伴い，業として
　検査を行う者の質を担保し，検査の正確性を確保
　する等の観点から，衛生検査技師の資格を廃止す
　ることとされたこと．
3．経過措置
(1) 臨床検査技師国家試験の受験資格に係る特例
　　改正法の施行の際現に衛生検査技師免許を受
　けている者が，大学又は文部科学大臣が指定し
　た学校若しくは厚生労働大臣が指定した臨床検
　査技師養成所において生理学的検査及び採血に
　関する科目で厚生労働大臣が指定するものを修
　めた場合には，平成20年度末までの間は，臨
　床検査技師国家試験を受けることができること
　とされたこと．
(2) 衛生検査技師の業務の継続に係る特例
　　改正法の施行の際現に衛生検査技師免許を受
　けている者又は（3）により従前の例による衛
　生検査技師免許を受けた者については，引き続
　き，衛生検査技師の名称を用いて，医師の指導
　監督の下に，微生物学的検査，血清学的検査，
　血液学的検査，病理学的検査，寄生虫学的検査
　及び生化学的検査（以下「検体検査」という．）
　を行うことができることとされたこと．
(3) 衛生検査技師免許の付与に係る特例
　　改正前の臨床検査技師，衛生検査技師等に関
　する法律（昭和33年法律第76号．以下「旧法」
　という．）の規定による衛生検査技師免許を受

けることができる者が衛生検査技師免許の交付申請を行った場合には，厚生労働大臣は，平成22年度末までの間は，従前の例により衛生検査技師免許を与えることができることとされたこと．

(4) 旧法等の規定の適用

改正法の施行の際現に衛生検査技師免許を受けている者又は（3）により従前の例による衛生検査技師免許を受けた者に係る旧法等の規定の適用については，従前の例によることとされたこと．

4．その他

これまで発出された関係通知等については，当該通知中の「臨床検査技師，衛生検査技師等に関する法律」，「臨床検査技師，衛生検査技師等に関する法律施行令」，「臨床検査技師，衛生検査技師等に関する法律施行規則」等の用語については，別途の通知等が発出された場合を除き，それぞれ「臨床検査技師等に関する法律」，「臨床検査技師等に関する法律施行令」，「臨床検査技師等に関する法律施行規則」等と読み替える等の必要な措置を講じた上で，引き続き適用されるものであること．

臨床検査技師学校養成所指定規則の一部を改正する省令の公布について

（令和3年3月31日 医政発第79号
各国公私立大学長，各都道府県知事あて
文部科学省高等教育局長，厚生労働省医
政局長通知）

臨床検査技師学校養成所指定規則の一部を改正する省令（令和3年文部科学省・厚生労働省令第2号）については，別紙のとおり令和3年3月31日に公布されました．

改正の内容は下記の通りですので，貴職におかれましては，これを御了知いただくとともに，都道府県におかれましては，貴管内の市町村（特別区を含む．），保健所，関係団体等に対し，周知をお願いいたします．

記

1．改正の趣旨

臨床検査技師学校養成所指定規則（昭和45年文部省・厚生省令第3号．以下「指定規則」という．）第2条においては，文部科学大臣及び都道府県知事が行う臨床検査技師等に関する法律（昭和33年法律第76号）第15条第1号に規定する学校又は臨床検査技師養成所の指定に係る基準について定めており，当該基準の1つとして，別表に定める教育内容を行うものであることとしている．

今般，チーム医療の推進による臨床検査技師の役割の拡大や検査機器の高度化など，臨床検査技師を取り巻く環境の変化に対応するため，「臨床検査技師学校養成所カリキュラム等改善検討会」において，臨床検査技師養成所等における教育内容の見直し等について検討が行われ，令和2年4月に報告書が取りまとめられた．

当該報告書においては，指定規則別表に定める教育内容等について，

・教育内容の見直しを行うとともに，総単位数を現行の95単位から102単位に引き上げること
・臨地実習において必ず実施又は見学させる行為を明確に定めること

等の方向性が示されており，これを踏まえ，指定規則について所要の改正を行った．

2．改正の概要

「別表」を「別表第1」に改正し，教育内容及び単位数を以下のように改正する．

別表第1の臨地実習の備考として以下の内容を追加する．

別表第1 略（注：p.143 臨床検査技師学校養成所指定規則の別表第1と同じ）

・1単位は，臨地実習を開始する前に臨地実習を行うために必要な技能及び態度が修得されていることを確認するための実技試験及び指導（技能実習到達度評価）を行うこと．
・3単位以上は，生理学的検査に関する実習を行うこと．

なお，新カリキュラムに従い臨地実習を行う学生を指導する臨地実習指導者は，各指導内容に対する専門的な知識に優れ，臨床検査技師として5年以上の実務経験を有し，十分な指導能力を有する者であり，かつ，「臨床検査技師臨地実習指導者講習会の開催指針について」（令和3年3月31日付け厚生労働省医政局長通知）において厚生労働省が定める基準を満たす臨地実習指導者講習会を修了した者であることとする．

ただし，在宅や介護といった訪問医療等では，必ずしも医師が行う訳ではなく，看護師だけで行う場面も多いことから，これらにおける実習指導者は医師または看護師とすることを妨げないこととする．

「別表第2」を新設し，臨地実習の内容ごとに実施又は見学させる行為を下記のとおり定め，これらを臨地実習において必ず実施又は見学させることを指定規則第2条に定める基準として新たに追加する．

なお，実施に当たっては，以下の点に留意すること．

・患者の安全の確保の観点から，学生の実施した検査等の情報をそのまま臨床へ提供することは

せず，必ず指導に当たる者が確認，または再度検査等を実施した上で臨床に提供すること．
・個々の患者から同意を得た上で実施すること．
　別表第2　略（注：p.144臨床検査技師学校養成所指定規則の別表第2と同じ）
　その他所要の改正を行う．

3．施行期日
　令和3年4月1日

臨床検査技師養成所指導ガイドラインについて

令和3年3月31日　医政発第85号
各都道府県知事あて
厚生労働省医政局長通知

　臨床検査技師学校養成所指定規則については，平成12年に教育科目の名称を定める規定から教育の内容を定める規定への変更や単位制の導入など，カリキュラムの弾力化等の見直しを行って以降大きな改正は行われなかったが，この間，国民の医療へのニーズの増大と多様化，チーム医療の推進による業務の拡大等により，臨床検査技師に求められる役割や知識等は変化してきた．これら臨床検査技師を取り巻く環境の変化に対応するため，令和元年12月から「臨床検査技師学校養成所カリキュラム等改善検討会」を開催し，令和2年4月8日に報告書を取りまとめたところである．

　これに伴い，別紙のとおり，新たに「臨床検査技師養成所指導ガイドライン」を定めたので，貴管下の関係機関に対し周知徹底を図られるとともに，貴管下の養成所に対する指導方よろしくお願いする．

　特に臨地実習については，「臨床検査技師学校養成所カリキュラム等改善検討会」において，必ず実施させる行為，必ず見学させる行為，実施することが望ましい行為の3区分として個別具体的な行為が検討され，臨地実習の質を底上げする取組みが図られたことから，貴管下の関係機関に対し周知徹底を図られるとともに，貴管下の養成施設に対する指導方よろしくお願いする．

　なお，本通知は，地方自治法（昭和22年法律第67号）第245条の4第1項の規定に基づく技術的助言であることを申し添える．

　並びに，本ガイドラインは，2022年（令和4年）4月1日から適用することとし，「臨床検査技師養成所指導ガイドラインについて」（平成27年3月31日医政発0331第27号都道府県知事宛本職通知）は，2022年（令和4年）4月1日をもって廃止する．
〔別紙〕臨床検査技師養成所指導ガイドライン　略

臨床検査技師等に関する法律施行令の一部を改正する政令等の公布について

令和3年7月9日　医政発第7号
各都道府県知事あて
厚生労働省医政局長通知

　令和3年5月28日付けで公布された「良質かつ適切な医療を効率的に提供する体制の確保を推進するための医療法等の一部を改正する法律」（令和3年法律第49号．以下「改正法」という．）により，診療放射線技師法（昭和26年法律第226号），臨床検査技師等に関する法律（昭和33年法律第76号），臨床工学技士法（昭和62年法律第60号）が改正され，令和3年10月1日より施行されることとなっている．これに伴い，「診療放射線技師法施行規則等の一部を改正する省令」（令和3年厚生労働省令第119号．以下「改正省令」という．），「良質かつ適切な医療を効率的に提供する体制の確保を推進するための医療法等の一部を改正する法律附則第13条第1項の規定に基づき厚生労働大臣が指定する研修」（令和3年厚生労働省告示第273号．以下「告示第273号」という．），「良質かつ適切な医療を効率的に提供する体制の確保を推進するための医療法等の一部を改正する法律附則第14条第1項の規定に基づき厚生労働大臣が指定する研修」（令和3年厚生労働省告示第274号．以下「告示第274号」という．）及び「良質かつ適切な医療を効率的に提供する体制の確保を推進するための医療法等の一部を改正する法律附則第15条第1項の規定に基づき厚生労働大臣が指定する研修」（令和3年厚生労働省告示第275号．以下「告示第275号」という．）が本日付けで公布されたところである．

　また，「臨床検査技師等に関する法律施行令の一部を改正する政令」（令和3年政令第202号．以下「改正政令第202号」という．），「臨床工学技士法施行令の一部を改正する政令」（令和3年政令203号．以下「改正政令第203号」という．），「臨床検査技師等に関する法律施行令の一部を改正する政令附則第二項の規定に基づき厚生労働大臣が指定する研修」（令和3年厚生労働省告示第276号．以下「告示第276号」という．）及び「臨床工学技士法施行令の一部を改正する政令附則第二項の規定に基づき厚生労働大臣が指定する研修」（令和3年厚生労働省告示第277号．以下「告示第277号」という．）についても，本日付けで公布されたところである．

　これらの法律，政令，省令等により，診療放射線技師，臨床検査技師及び臨床工学技士の業務範囲の見直し等が行われるが，その内容等については，下記のとおりであるので，貴職におかれては，御了知の上，貴管内の市町村（特別区を含む．），医療機関，

関係団体等に周知方願いたい.

　　　　　　　　　記

第1　改正の内容

1. 診療放射線技師関係について　略

2. 臨床検査技師関係について

(1) 業務範囲の拡大について

①改正政令第202号により,臨床検査技師が実施可能な検体採取として,次に掲げるものが追加されたこと.(臨床検査技師等に関する法律施行令第8条の2の4改正)

　ア　医療用吸引器を用いて鼻腔,口腔又は気管カニューレから喀痰を採取する行為

　イ　内視鏡用生検鉗子を用いて消化管の病変部位の組織の一部を採取する行為これに基づき,臨床検査技師がア及びイに掲げる行為を行う場合は,医師又は歯科医師の具体的な指示の下に行う必要があること.

②改正省令により,臨床検査技師が実施可能な生理学的検査として,次に掲げるものが追加されたこと(臨床検査技師等に関する法律施行規則第1条の2の改正)

　ア　運動誘発電位検査

　イ　体性感覚誘発電位検査

　ウ　持続皮下グルコース検査

　エ　直腸肛門機能検査

③改正法により,臨床検査技師の業務に,採血,検体採取又は生理学的検査に関連する行為として厚生労働省で定めるもの(医師又は歯科医師の具体的な指示を受けて行うものに限る.)が追加されたこと.これに伴い,改正省令により,この厚生労働省令で定める行為として,次に掲げるものが定められたこと.(臨床検査技師等に関する法律施行規則第10条の2として新設)

　ア　採血を行う際に静脈路を確保し,当該静脈路に接続されたチューブにヘパリン加生理食塩水を充填する行為

　イ　採血を行う際に静脈路を確保し,当該静脈路に点滴装置を接続する行為(電解質輸液の点滴を実施するためのものに限る.)

　ウ　採血を行う際に静脈路を確保し,当該静脈路に血液成分採血装置を接続する行為,当該血液成分採血装置を操作する行為並びに当該血液成分採血装置の操作が終了した後に抜針及び止血を行う行為

　エ　超音波検査のために静脈路に造影剤注入装置を接続する行為,造影剤を投与するために当該造影剤注入装置を操作する行為並びに当該造影剤の投与が終了した後に抜針及び止血を行う行為(静脈路に造影剤注入装置を接続するために静脈路を確保する行為についても,「静脈路に造影剤注入装置を接続する行為」に含まれる.)

　　これに基づき,臨床検査技師がア〜エに掲げる行為を行う場合は,医師又は歯科医師の具体的な指示の下に行う必要があること.また,臨床検査技師がエに掲げる行為を行う場合は,アナフィラキシーショック等が生じた場合には医師又は歯科医師が適切に対応できる体制の下で行うなど,安全の確保を十分に図るものとすること.

(2) 新たに業務範囲に追加された行為に関する研修について

　　改正法及び改正政令第202号により,令和6年4月1日前に臨床検査技師の免許を受けた者及び同日前に臨床検査技師国家試験に合格した者であって同日以後に臨床検査技師の免許を受けた者は,新たに業務範囲に追加された行為を行なおうとするときは,あらかじめ,厚生労働大臣が指定する研修を受けなければならないとされたこと.また,令和3年度までに臨床検査技師養成課程の履修を開始し,令和6年度の臨床検査技師国家試験を受験する者は,臨床検査技師国家試験の受験を出願するにあたり,あらかじめ,厚生労働大臣が指定する研修を受けること.告示第274号及び告示第276号により,この厚生労働大臣が指定する研修については,一般社団法人日本臨床衛生検査技師会が実施する研修と定められたこと.当該研修の内容や時間数等については,別紙2のとおりであること.また,当該研修の日程や受講方法等については,一般社団法人日本臨床衛生検査技師会のホームページ(http://www.jamt.or.jp/)を参照すること.なお,新たに業務範囲に追加された行為を実際の患者に対して行う場合は,個々の患者の状態等も踏まえた対応が必要となることから,各医療機関においては,新たに業務範囲に追加された行為を臨床検査技師に行わせるに当たっては,個々の臨床検査技師の能力や経験を踏まえ,必要な教育を行うとともに,医師による適切な指導監督体制の下で行わせるなど,安全の確保を十分に図るものとすること.

3. 臨床工学技士関係について　略

第2　施行期日

　　改正法,改正政令第202号,改正政令第203号及び改正省令については,令和3年10月1日に施行することとされたこと.このため,診療放射線技師,臨床検査技師及び臨床工学技士が改正後の規定に基づいて業務を実施できることとなるのは,令和3年10月1日以降であること.告示第273号,告示第274号,告示第275号,告示第276号及び告

示第277号については，公布日に施行することとされたこと．このため，診療放射線技師，臨床検査技師及び臨床工学技士は，令和3年10月1日より前であっても，新たに業務範囲に追加された行為について，厚生労働大臣の指定する研修を受けることが可能であること．

[別紙1〜3] 略

現行制度の下で実施可能な範囲における タスク・シフト／シェアの推進について

令和3年9月30日 医政発第16号
各都道府県知事あて
厚生労働省医政局長通知

　医師の業務については，医療技術の高度化への対応や，患者へのきめ細やかな対応に対するニーズの高まり等を背景として，書類作成等の事務的な業務も含め，増加の一途を辿っていると指摘されている．こうした状況の中で，医師の時間外労働の上限規制が適用される令和6年4月に向けて，医師の労働時間の短縮を進めるためには，多くの医療関係職種それぞれが自らの能力を生かし，より能動的に対応できるようにする観点から，まずは，現行制度の下で実施可能な範囲において，医師の業務のうち，医師以外の医療関係職種が実施可能な業務について，医療機関において医師から他の医療関係職種へのタスク・シフト／シェアを早急に進める必要がある．このため，「医師の働き方改革を進めるためのタスク・シフト／シェアの推進に関する検討会」における議論を踏まえ，現行制度の下で医師から他の医療関係職種へのタスク・シフト／シェアが可能な業務の具体例やタスク・シフト／シェアを推進するに当たっての留意点等について，下記のとおり整理したので，貴職におかれては，その内容について御了知の上，各医療機関において，その実情に応じたタスク・シフト／シェアの取組が進むよう，貴管内の市町村（特別区を含む.），医療機関，関係団体等に周知方願いたい．

　なお，診療報酬等の算定については，従前どおり関係法令をご確認いただきたい．

記

1．基本的考え方

　医師から他の医療関係職種へのタスク・シフト／シェアを進めるに当たっては，医療安全の確保及び各医療関係職種の資格法における職種毎の専門性を前提として，各個人の能力や各医療機関の体制，医師との信頼関係等も踏まえつつ，多くの医療関係職種それぞれが自らの能力を生かし，より能動的に対応できるよう，必要な取組を進めることが重要である．

　その上で，まずは，現行制度の下で実施可能な範囲において，医師以外の医療関係職種が実施可能な業務についてのタスク・シフト／シェアを最大限に推進することが求められる．このため，厚生労働省において令和元年6月から7月にかけて実施したヒアリングの中で各種職能団体及び各種学会から提案のあった項目を基に，現行制度の下で医師から他の医療関係職種へのタスク・シフト／シェアが可能な業務の具体例について，3．のとおり整理した．各医療機関においては，3．において記載した業務の具体例も参考にしつつ，各医療機関の実情に応じて，タスク・シフト／シェアの取組を進められたい．

　また，タスク・シフト／シェアを効果的に進めるために留意すべき事項について，「意識」「知識・技能」「余力」の3つの観点から，2．のとおり整理したので，2．において記載した留意点も踏まえつつ，タスク・シフト／シェアの取組を進められたい．

　なお，今後，厚生労働省において，医療機関におけるタスク・シフト／シェアの推進の好事例について，2．において記載した留意点も踏まえた推進のプロセスや，費用対効果も含めて，収集・分析を行い，周知を行うことを予定している．

2．タスク・シフト／シェアを効果的に進めるために留意すべき事項

1）意識改革・啓発

　タスク・シフト／シェアを効果的に進めるためには，個々のモチベーションや危機感等が重要であり，医療機関全体でタスク・シフト／シェアの取組の機運が向上するよう，病院長等の管理者の意識改革・啓発に加え，医療従事者全体の意識改革・啓発に取り組むことが求められる．具体的には，病院長等の管理者向けのマネジメント研修や医師全体に対する説明会の開催，各部門責任者に対する研修，全職員の意識改革に関する研修等に取り組む必要がある．特に，一部の職種のみ又は管理者のみの意識改革では，タスク・シフト／シェアが容易に進まないことに留意する必要がある．

2）知識・技能の習得

　タスク・シフト／シェアを進める上で，医療安全を確保しつつ，タスク・シフト／シェアを受ける側の医療関係職種の不安を解消するためには，タスク・シフト／シェアを受ける側の医療関係職種の知識・技能を担保することが重要である．具体的には，各医療関係職種が新たに担当する業務に必要な知識・技能を習得するための教育・研修の実施等に取り組む必要がある．教育・研修の実施に当たっては，座学のみではなくシミュレーター等による実技の研修も行うほか，指導方法や研修のあり方の統一・マニュアルの作成を行うこ

となどにより，医療安全を十分に確保できるよう取り組む必要がある．

3）余力の確保

タスク・シフト／シェアを受ける側の医療関係職種の余力の確保も重要である．具体的には，ＩＣＴ機器の導入等による業務全体の縮減を行うほか，医師からのタスク・シフト／シェアだけでなく，看護師その他の医療関係職種から別の職種へのタスク・シフト／シェア（現行の担当職種の見直し）にもあわせて取り組むことなど，一連の業務の効率化を図るとともに，タスク・シフト／シェアを受ける側についても必要な人員を確保することなどにより，特定の職種に負担が集中することのないよう取り組む必要がある．

**3．現行制度の下で医師から他の医療関係職種への
タスク・シフト／シェアが可能な業務の具体例**

1）看護師／2）助産師／3）薬剤師／4）診療放
射線技師　略

5）臨床検査技師

①心臓・血管カテーテル検査，治療における直接侵襲を伴わない検査装置の操作

心臓・血管カテーテル検査・治療において，臨床検査技師が，医師の指示の下，超音波検査（血管内超音波検査を含む．）や心電図検査，心腔内・血管内の血圧等の観察・測定等における直接侵襲を伴わない検査装置の操作を行うことは可能である．

②負荷心電図検査等における生体情報モニターの血圧や酸素飽和度などの確認

負荷心電図検査等の実施に当たって，臨床検査技師が，医師の指示の下，検査実施前に，患者に装着されている生体情報モニターの血圧や酸素飽和度などのバイタルサインを確認し，医師等と事前に取り決められた範囲の値になっているかを確認し，範囲内の場合に検査を実施することは可能である．検査実施中に異常等が認められた場合には，速やかに医師に報告する必要がある．

③持続陽圧呼吸療法導入の際の陽圧の適正域の測定

睡眠時無呼吸症候群に対する持続陽圧呼吸療法導入の際に，臨床検査技師が，医師の指示の下，陽圧の適正域を測定し，調整する行為（脳波，心電図，呼吸の気流を検知するフローセンサー，いびき音を拾うマイクロフォン，胸壁・腹壁の拡張を検知する圧センサーの装着・脱着を含む．）を行うことは可能である．

④生理学的検査を実施する際の口腔内からの喀痰等の吸引

生理学的検査を安全かつ適切に実施する上で必要となる喀痰等の吸引については，臨床検査技師

等に関する法律（昭和33年法律第76号）第2条の「生理学的検査」に含まれるものと解され，医師の指示の下に臨床検査技師が行うことは可能である．

臨床検査技師が，生理学的検査を実施する上で必要な喀痰等の吸引を行うに当たっては，養成機関や医療機関等において必要な教育・研修等を受けた臨床検査技師が実施することとするとともに，医師の指示の下，他職種との適切な連携を図るなど，臨床検査技師が当該行為を安全に実施できるよう留意しなければならない．

⑤検査にかかる薬剤を準備して，患者に服用してもらう行為

検査の実施に当たって，医師が処方・指示した調剤済みの薬剤を患者に渡し，服用してもらう行為は，医行為に該当せず，臨床検査技師が当該行為を行うことは可能である．具体的には，糖負荷試験にかかるブドウ糖液や脳波検査にかかる睡眠導入剤，尿素呼気試験にかかる尿素錠を患者に渡し服用してもらう行為や，気道可逆性検査（呼吸機能検査）にかかる気管支拡張剤を患者に吸入してもらう行為を臨床10検査技師が行うことが考えられる．ただし，異常な所見等が見られた場合には医師が適切に対応できる体制の下で行う必要がある．

⑥病棟・外来における採血業務

「医師及び医療関係職と事務職員等との間等での役割分担の推進について」（平成19年12月28日付け医政発1228001厚生労働省医政局長通知）においても示しているが，臨床検査技師は，病棟・外来において，医師の具体的指示の下に，診療の補助として採血（血液培養を含む検体採取）を行うことが可能であり，外来のみならず，病棟における採血の業務についても，臨床検査技師を積極的に活用することが考えられる．

⑦血液製剤の洗浄・分割，血液細胞（幹細胞等）・胚細胞に関する操作

アレルギー反応を呈する患者や小児・新生児において有効に血液製剤を使用するための血液製剤の洗浄・分割，血液細胞（幹細胞等）・胚細胞に関する操作については，適切な衛生管理及び精度管理を確保する観点から，必要な知識・技術を有する者が行うことが求められるが，必ずしも医師が行う必要はなく，血液製剤や細胞治療の管理等に関する専門的な知識・技術を有する臨床検査技師を積極的に活用することが考えられる．

⑧輸血に関する定型的な事項や補足的な説明と同意書の受領

輸血の実施に当たっては，輸血の必要性や輸血

を行わない場合の危険性，輸血後の副作用等のリスク等について，患者に適切に説明した上で，同意書を受領する必要があるが，こうした輸血に関する説明と同意書の受領については，必ずしも医師がすべて行う必要はなく，輸血関連業務等に関する専門的な知識を有する臨床検査技師を積極的に活用することが考えられる．具体的には，臨床検査技師が，医師の説明等の前後において，医療機関が定めた輸血に関する定型的な説明事項（輸血療法や輸血関連検査の意義，輸血後の副作用等のリスク等）や補足的な事項についての説明を行い，医師と患者，家族等が十分な意思疎通をとれるよう調整するとともに，輸血の同意書を受領することが考えられる．

⑨救急救命処置の場における補助行為の実施

救急救命処置の場において，臨床検査技師は，臨床検査技師等に関する法律により診療の補助として実施することができるとされている生理学的検査や採血等に加え，患者の移送や血圧測定等の医行為に含まれない補助行為についても実施することが可能である．

⑩細胞診や超音波検査等の検査所見の記載

臨床検査技師が，細胞診や超音波検査等の検査所見を報告書に記載し，医師に報告することは可能である．ただし，当該所見に基づく病状等の判断は医師が行う必要がある．

⑪生検材料標本，特殊染色標本，免疫染色標本等の所見の報告書の作成

病理組織検査において，臨床検査技師が，病理医の指示の下，生検材料標本の組織所見，特殊染色標本の染色態度の評価，免疫染色標本等の染色態度の評価又は陽性細胞の計数・定量判定等についての報告書を作成することは可能である．臨床検査技師により作成された報告書については，病理医の確認と承認を受けた上で，臨床医へ報告される必要がある．

⑫病理診断における手術検体等の切り出し

病理診断における手術検体等の切り出し（検体の写真撮影，組織片切り出し，カセット詰など）については，適切な衛生管理及び精度管理を確保する観点から，必要な知識・技術を有する者が行うことが求められるが，必ずしも医師が行う必要はなく，病理医との適切な連携の下で，検体採取や検体の管理等に関する専門的な知識・技術を有する臨床検査技師を積極的に活用することが考えられる．

⑬画像解析システムの操作等

病理組織標本のうち，生検検体の標本や病理医が指定した手術検体の標本をスキャナーで取り込む作業，当該画像データの保管・管理，適切に画像を記録するために必要な装置の調整と管理については，検体の管理等に関する専門的な知識・技術を有する臨床検査技師を積極的に活用することが考えられる．

⑭病理解剖

病理解剖に関して必要な知識及び技能を有する臨床検査技師が，死体解剖保存法（昭和24年法律第204号）に基づき，解剖をしようとする地の保健所長の許可を受けて，病理解剖を行うことは可能である．また，臨床検査技師が同法に基づく厚生労働大臣より死体解剖資格の認定を受けている場合は，保健所長の許可を受けることなく，病理解剖を行うことが可能である．なお，臨床検査技師が病理解剖を行う場合において，臨床検査技師が標本の所見を客観的に記述することは可能であるが，当該所見に基づく死亡の原因についての判断については，医師が行う必要がある．

6）臨床工学技士／7）理学療法士／8）作業療法士／9）言語聴覚士／10）視能訓練士／11）義肢装具士／12）救急救命士　略

13）その他職種にかかわらずタスク・シフト／シェアを進めることが可能な業務

以下に掲げる業務については，必ずしも医師が行う必要はなく，看護師その他の医療関係職種のほか，医師事務作業補助者（「医師の指示で事務作業の補助を行う事務に従事する者」をいう.）等の事務職員が行うことも可能である．業務を行う上で求められる専門性の程度や医療機関内の体制等に応じて，適切に役割分担を行う必要がある．なお，医師事務作業補助者等の事務職員が行う場合，院内の研修等により，必要な知識を備えることが望ましい．

①診療録等の代行入力（電子カルテへの医療記録の代行入力，臨床写真など画像の取り込み，カンファレンス記録や回診記録の記載，手術記録の記載，各種サマリーの修正，各種検査オーダーの代行入力）

②各種書類の記載（医師が最終的に確認または署名（電子署名を含む.）することを条件に，損保会社等に提出する診断書，介護保険主治医意見書等の書類，紹介状の返書，診療報酬等の算定に係る書類等を記載する業務）

③医師が診察をする前に，医療機関の定めた定型の問診票等を用いて，診察する医師以外の者が患者の病歴や症状などを聴取する業務

④日常的に行われる検査に関する定型的な説明，同意書の受領（日常的に行われる検査について，医療機関の定めた定型的な説明を行う，又は説明の

動画を閲覧してもらった上で，患者又はその家族から検査への同意書を受領）

⑤入院時のオリエンテーション（医師等から入院に関する医学的な説明を受けた後の患者又はその家族等に対し，療養上の規則等の入院時の案内を行い，入院誓約書等の同意書を受領）

⑥院内での患者移送・誘導

⑦症例実績や各種臨床データの整理，研究申請書の準備，カンファレンスの準備，医師の当直表の作成等の業務

疑義照会

臨床検査センターの医療法上の解釈について

> （昭和37年9月3日　総第79号の2
> 各都道府県衛生主管部長あて
> 厚生省医務局総務課長通知）

　標記のことについて別紙1の照会に対し，別紙2のとおり回答したので御了知ありたい．

（別紙1）

> （昭和37年8月23日　医第1637号
> 厚生省医務局長あて　山口県衛生部長照会）

　今般下関市医師会が別添のとおり臨床検査センターを設立したことにより医療法第1条の規定による病院，診療所としての取扱いが適当であるとして県において医療法上の開設に関する諸手続をとるよう指示したところ，別添写のとおり先例を示して異議申請がなされたが，この種の施設についてその開設目的及び運営方法が医療法の本旨に鑑み適当であるか否かの判断の方法としても，又レントゲン装置その他諸設備の医療監視の必要性からも医療法上の規制は当然であると思考されるが如何．

　何分の御教示方御願いいたします．

（別　添）

　　医師会臨床検査センターの診療所開設許可申請手続について

> （昭和37年8月4日　関医発第69号
> 山口県知事あて　下関市医師会長照会）

　標記の件に関し7月26日付医第1456号を以て下関市医師会臨床検査センターに対し診療所開設許可申請手続を履行する様通牒に接しておりますが，本手続履行については本会としては聊か疑義を抱いておりますので，日本医師会に対し照会を発し目下日本医師会に於ても医師会臨床検査センターが直ちに医療法を適用すべきものなるや否につき検討中であります．依って本会臨床検査センターに対する診療所開設手続履行について今暫く御猶予下さいますよう御願い申します．

　東京都下調布医師会は既に昨年より臨床センターを設置しております．又下関市医師会臨床検査センターは設置に先き立ち総て調布医師会臨床検査センターより一切の資料を得て調布医師会臨床検査センターと同一なる方法により（異なる点は調布医師会臨床検査センターは未だレントゲン室を有していない趣）検査はすべて主治医の依頼に基づき検査を行いその結果を主治医に報告するに止むるのみ，なお調布医師会臨床検査センターは開設以来医療法の適用を受けておりません．勿論診療所開設の許可も

得ておりません.

右事実特に御参考までに申し添えます.

（別紙２）

（昭和37年9月3日　総第79号
山口県衛生部長あて　厚生省医務局総務課長回答）

昭和37年8月23日医第1637号で当省医務局長あて照会のあった標記のことについては，当該臨床検査センターにおいて，他より送付された検体のみの検査を行なう場合は診療所に該当しないが，検体の採取，エックス線装置の使用等が行なわれる場合は診療所に該当するものと解する．従って，照会の事例は診療所に該当すると思われるのでよろしく御指導願いたい.

細菌検査及血液採取取締二関スル件

（大正12年12月27日　衛医第656号
内務省衛生局長から大分県知事あて）

照　会

本県ニ於テ医師ニ非ルモノ公衆ノ需メニ応ジ直接依頼者ノ身体静脈内ヨリ血液ヲ採リ細菌検査ヲ為スヲ業トスル者有之候処右ハ医師業務ノ範囲内ニ属スルモノト認メ医師法第11条ノ違反行為トシテ相当取締ヲ要スヘキモノト思料セラレ候ヘ共聊カ疑義相生ジ候条一応貴局ノ御意見承知致度此段及照会候也

回　答

御照会ニ係ル標記ノ件単ニ細菌検査ヲ為スモノハ医業ト認メ難キモ静脈ヨリ血液ヲ採取スルガ如キハ医業ノ範囲ト被認候条相当取締相成度

診療所開設許可に関する疑義について

（昭和23年3月6日　衛医第87号
千葉県衛生部長から厚生省医務課長あて）

照　会

1　医師にして左記の行為を料金を徴し，なす場合許可を要するでしょうか，又は何等かの手続を必要とするでしょうか.
　(1)　他の医師より依頼を受けて
　　A　血液型の検査
　　B　血液検査
　　C　糞便検査（寄生虫のみ）
　　D　淋菌検査
　　E　梅毒反応試験
　(2)　他の医師より依頼を受けず直接一般人より依頼を受けて右(1)の行為をなす場合
2　又医師に非ざるものが右(1)の行為をなす場合

回　答

本年3月6日付衛医第87号で照会の標記の件に関して左の通り回答する.
1　他の医師より依頼を受けると直接一般より依頼

を受けるとを問わず採取せられた被検査物についてA乃至Eの検査をなしその結果を判定するのみならば医行為に属しないから医師がこれを業として行う場合にも診療所開設の手続を要せず，又医師以外の者がこれを業としても差支えないが，直接人体より採血し，又は右A乃至Eの検査の結果に基づいてその病名を判断する如きは医行為に属するから，これを業とするためには医師でなければならず，且つ診療所開設の手続をとらなければならない.

血圧，握力，肺活量の測定を業とする者の取り締りについて

（昭和23年8月12日　医第310号
厚生省医務課長から青森県衛生部長あて）

照　会

最近八戸市内の露店の如き場所において1回50円位の料金を取り測定器によって血圧測定，握力，肺活量の測定を為しこれを業として居るものがあるが，如何にすべきや所轄保健所より内報あり，単にその測定行為のみであるから差支なきものと考えられるが取締上何分の御指示を仰ぎたくお伺いする.

回　答

本年7月29日付青医第402号で照会の標記の件については，握力及び肺活量の検査は，その結果の判定のみでは医行為には属しないが，血圧測定は医行為と考えられるから，これを業とする者があれば取り締られたい.

臨床検査技師，衛生検査技師等に関する法律及び同法令，省令等に関する疑義照会について

照　会

（昭和47年9月14日　47衛技発第88号
社団法人日本衛生検査技師会長から
厚生省医務局長あて）

標記検査技師制度につきましては種々ご厚配を賜っておりますことを厚くお礼申し上げます.

本法施行以来すでに1年半余を経過した今日，これが解釈につきましては種々の疑義を生ずるに至っておりますので，貴局のご意見をお伺いいたしたくご照会いたします.

記

1　本法制定時には臨床検査技師，衛生検査技師とも同格であり，また，両技師の職域区別は特にないという説明をなされ，現に法制上この区別はないと解するが，法制定後はしばしば臨床検査技師は医療に衛生検査技師は公衆衛生という文書や発言もあったやに承知している．最近一部地方自

治体で保健所職員採用時条件の1つに臨床検査技師の免許では採用されず衛生検査技師免許を提出するよう要求される事例が発生している.

本件について厚生省としてはどうご指導されているか公衆衛生局の見解もあわせてご回答願いたい.

2 同法施行令第1条第3項に規定されている「「脳波検査」は頭皮誘導によるものに限る」ことが規定されている. この頭皮誘導とは単に皿電極のみを指すものか, 針電極まで包含するものかについてご見解を承りたい.

3 標記関係法令によれば, 病理解剖介補業務についてはなんら定義されていないにもかかわらず本来業務でもなく, 医行為でもない解剖介補業務をかなり実施している現況にある. 本法の関連とこの業務についてどう扱い理解すべきか適切なご教示を願いたい.

回　答

(昭和47年10月13日　医事第126号
厚生省医務局医事課長から
社団法人日本衛生検査技師会長あて)

昭和47年9月14日　47日衛技発第88号をもって照会のありました標記について, 次のとおり回答します.

1について

貴見のとおり臨床検査技師及び衛生検査技師は, その業務範囲に差異はあるものの, 職域上の区別は法制上ないものである. なお, 公衆衛生局においても, 保健所に対し, 検査技師の採用に際し, お申し越しのような事例について特に指導したことはない.

2について

針電極も包含するものと解する.

3について

解剖介補業務は, 必ずしも有資格者が行なう必要はない. なお, 衛生検査技師等がこれを行なうことは, 個別の契約内容によるものである.

臨床検査技師の業務について

照　会

(昭和53年1月26日　52日臨技発第225号
社団法人日本臨床衛生検査技師会長から
厚生省医務局長あて)

標記について下記のような業務上の疑義がございますので, 何分の御回答を賜わりたくお願い申し上げます.

記

1 近時, 心電図, 脳波等の検査の際, 負荷試験を伴う検査が多くなってきたが, 特殊な器械や薬物

を用いない, 単に運動又は光などによる負荷試験を行うことについては, 臨床検査技師の業務の範囲と考えてよいか.

2 救急隊員が救急車において心電図をとり電送するシステムが最近行われているが, 医師法第17条等に抵触しないか.

3 臨床検査技師が臨床検査技師, 衛生検査技師等に関する法律施行令第1条に規定する検査以外の生理学的検査を行うよう医師から指示された場合にはいかに対応すべきか.

回　答

(昭和53年2月22日　医事第15号
厚生省医務局医事課長から
社団法人日本臨床衛生検査技師会長あて)

昭和53年1月26日付け52日臨技発第225号をもって照会の標記については, 以下のとおり回答する.

記

1について

貴見のとおりである. ただし, この場合において医師の個別的具体的指示が必要であることはいうまでもない.

2について

救急車において応急的に患者の心電図をとり電送する行為は一般的には反復継続の意思をもってするものとは考えられず, 従って医師法第17条にいう「医業」を行うものとするにはあたらない.

(参照:昭和33年6月9日・医発第480号の1)

3について

臨床検査技師が臨床検査技師, 衛生検査技師等に関する法律施行令第1条に規定する検査以外の生理学的検査を業として行うことは許されない.

なお, 例えば内視鏡検査の際の機械操作の助手のように, 医師の直接の指導の下に検査に伴う補助的行為を行うことは差し支えないと考える.

医行為の限界について　(通知)

(昭和47年7月11日　医事第94号
厚生省医務局医事課長・同総務課長通知)

身長, 体重の測定は医行為ではないが, 検眼器による視力測定およびオージオメーターによる聴力測定などのように生理学的検査方法による測定は医行為である. 血圧の測定, レントゲン70mm間接撮影(レントゲン車を利用), 難聴検査(オージオメーター使用), 血液型判定および全血比重のための採血, レントゲン直接撮影, レントゲンフィルム読影器によるレントゲン間接・直接撮影の読影は医行為である.

検尿は, 病名を判断している場合は医行為である

が，単なる検査のみでは医行為ではなく，検査時に問診をともなう場合は，単に患者の訴えを聴取して，これを記述する程度に止まるものであれば医行為に入らないと考えられるが，本来問診は診療行為の一部を形成するものであり，その内容によっては医行為に属するものがあると考えられる．

臨床検査（生理学的検査）業務委託について

照　会

（平成 6 年11月2 日　医第157号
群馬県衛生環境部長から
厚生省健康政策局長あて）

　病院を開設している医療法人と有限会社との間で，臨床検査（生理学的検査）業務委託契約「有限会社が臨床検査業務（心電図等）を受託実施するもの」を締結することは，次の理由により認められないと考えるがいかがか．

記

1　臨床検査（生理学的検査）業務を院内において外部業者に行わせることは労働者派遣法に抵触するおそれが極めて高く，医療法第15条の2，同法施行令第4条の6の規定に照らしても，生理学的検査の業務は法の予定するものではないと考えられるため．

回　答

（平成 6 年12月27日　指第83号
厚生省健康政策局指導課長から
群馬県衛生部長あて）

　平成 6 年11月 2 日付け医第 157 号をもって照会のあった標記の件について下記のとおり回答する．
記
貴見のとおりである．

病理診断は医行為か

照　会

（平成元年 12 月 20 日
日本病理学会）

　患者（生存者）の病理診断に関し，標本の病理学的所見を客観的に記述すること（例えば異型細胞が多い，好中球が多い等）は医行為ではないが，それに基づき病理学的診断（がんである等）を行うことは結果として人体に危害を及ぼすおそれのある行為であり，医行為であると考えるがどうか．

回　答

（平成元年12月28日　医事第90号
厚生省健康政策局医事課長）

　平成元年 12 月 20 日付の疑義照会については貴見のとおりである．

臨床検査技師の行う採血に関する疑義照会について

照　会

（平成19年12月15日
日本臨床検査医学理事長から
厚生労働省医政局医事課長あて）

　標記について，下記のとおり疑義があるので貴省の見解を伺います．
記
　昭和 45 年 12 月 3 日付厚生省医務局長通達（医発第 1416 号）「衛生検査技師法の一部を改正する法律等の施行について」において，「医師の具体的な指示により臨床検査技師の行う採血は，一回あたりの採血量が二〇ミリリットル以内であることを原則とするよう指導されたい」との記載があるが，医師が，検査上必要であり，採血によって患者の体調等に問題が生じないと判断すれば，臨床検査技師が20ml 以上の採血を行うことは，臨床検査技師等に関する法律第 20 条の 2 に反しないと解してよろしいか．

回　答

（平成20年 1 月17日　医政医発第0117001号
厚生労働省医政局医事課長から
日本臨床検査医学会理事長あて）

　平成 19 年 12 月 25 日付けの文書をもって照会のあった件について，下記のとおり回答する．
記
貴見のとおりと思料する．

臨床検査技師による血圧測定について

照　会

（平成24年10月10日
24日臨技発第110号　一般社団法人
日本臨床衛生検査技師会長から
厚生労働省医政局医事課長あて）

　血圧測定については，これまで，臨床検査技師の業務範囲に明記されていない．
　一方で，「医師法第 17 条，歯科医師法第 17 条及び保健師助産師看護師法第 31 条の解釈について」（平成 17 年 7 月 26 日付け医政発第 0726005 厚生労働省医政局長通知．以下「通知」という．）において，一定条件の下，自動血圧測定器による血圧測定は原則として医行為でないと考えられる旨が示された．
　通知では，「医療機関以外の高齢者介護・障害者介護の現場等において判断に疑義が生じることの多い行為であって，原則として医行為ではないと考えられるものを別紙のとおり列挙した」としているが，当該記載については，高齢者介護・障害者介護の現

場に限定した解釈を示すものではないため，高齢者介護・障害者介護の現場以外において行われる自動血圧測定器による血圧測定についても原則として医行為でなく，臨床検査技師も実施可能であると解してよろしいかお伺いする．

回　答

> 平成24年10月11日
> 医政発1011第5号
> 厚生労働省医政局医事課長から
> 一般社団法人日本臨床衛生検査技師
> 会長あて

　平成24年10月10日付け24日臨技発第110号をもって照会のあった件について，下記のとおり回答する．

　　　　　　　　　　記

貴見の通りである．

臨床検査技師が実施する生理学的検査について

照　会

> 平成30年12月18日
> 30日臨技発第520号　一般社団法人
> 日本臨床衛生検査技師会長から
> 厚生労働省医制局医事課長あて

　臨床検査技師等に関する法律施行規則（昭和33年厚生省令第24号．以下「規則」という．）第1条に定める生理学的検査について，疑義があるため，以下のとおりお伺いする．

　　　　　　　　　　記

　規則第1条第16号に規定する「聴力検査」に，自覚的聴力検査，他覚的聴力検査及び行動観察による聴力検査が含まれると解し，臨床検査技師が実施することができる行為として取り扱ってよろしいかお伺いする．

回　答

> 平成30年12月20日
> 医政医発1220第1号
> 厚生労働省医制局医事課長から
> 一般社団法人日本臨床衛生検査技師
> 会長あて

　平成30年12月18日付け30日臨技発第520号をもってご照会のあった件について，下記のとおり回答いたします．

　　　　　　　　　　記

　貴見のとおり．

索 引

【編者略歴】

宮島　喜文
（みや　じま　よし　ふみ）

1972 年　帝京医学技術専門学校卒業
　　　　長野県立木曽病院
1974 年　長野県立阿南病院検査科主任
1989 年　長野県衛生部県立病院課（兼務）
1991 年　長野県衛生部保健予防課主査
1994 年　飯田保健所検査課課長補佐
1999 年　長野保健所検査課課長補佐
2001 年　長野県立木曽病院臨床検査科科長
2004 年　長野県立須坂病院臨床検査科科長
2006 年　長野県立こども病院事務長，副院長兼経営
　　　　管理部長兼病院改革室長
2008 年　長野県立木曽病院企画幹兼臨床検査科長
2010 年　地方独立行政法人長野県立病院機構県立木
　　　　曽病院副院長兼医療技術部長
2012 年　一般社団法人日本臨床衛生検査技師会会長
　　　　地方独立行政法人長野県立病院機構退職
2013 年　中央社会保険医療協議会専門委員　厚生労働
　　　　大臣任命
2014 年　一般社団法人日本臨床衛生検査技師会会長
　　　　（Ⅱ期目）
2015 年　自由民主党東京都参議院比例区第六十四支
　　　　部長（第 24 回参議院議員通常選挙比例代表
　　　　公認候補予定者）
2016 年　一般社団法人日本臨床衛生検査技師会会長
　　　　（Ⅲ期目）
　　　　参議院議員通常選挙　初当選
　　　　参議院厚生労働委員会委員
2018 年　一般社団法人日本臨床衛生検査技師会会長
　　　　（Ⅳ期目）
2019 年　財務大臣政務官に就任
2020 年　一般社団法人日本臨床衛生検査技師会会長
　　　　（Ⅴ期目）
　　　　財務大臣政務官を退任（2 期約 1 年半）
2021 年　参議院財政金融委員会筆頭理事
　　　　自由民主党文部科学部会部会長代理
2022 年　一般社団法人日本臨床衛生検査技師会会長
　　　　（Ⅵ期目）
　　　　参議院議員任期満了
　　　　現在にいたる

三村　邦裕
（み　むら　くに　ひろ）

1980 年　東洋公衆衛生学院臨床検査技術学科卒業
1985 年　東京理科大学理学部卒業
1986 年　東洋公衆衛生学院臨床検査技術学科教
　　　　務主任
1993 年　杏林大学医学部医学研究科研究生修了
2003 年　全国臨床検査技師教育施設協議会会長
2004 年　放送大学大学院修了
2006 年　日本臨床検査学教育協議会理事長
　　　　千葉科学大学教授（危機管理学部臨床
　　　　検査学コース）
2008 年　千葉科学大学大学院教授（危機管理学
　　　　研究科）
2014 年　千葉科学大学大学院専攻長兼任
2016 年　千葉科学大学危機管理学部長
　　　　千葉科学大学大学院研究科長
2020 年　千葉科学大学産学連携センター長
2021 年　千葉科学大学遺伝子検査センター長
2023 年　千葉科学大学名誉教授
　　　　日本臨床検査同学院事務局長
　　　　現在にいたる　医学博士

最新臨床検査学講座
関係法規　2024年版　　　　　　　ISBN978-4-263-22401-4

2016 年 2 月 10 日　　第 1 版第 1 刷発行
2021 年 3 月 25 日　　第 2 版第 1 刷発行（改題，年度版化）
2022 年 3 月 10 日　　第 3 版第 1 刷発行
2023 年 3 月 10 日　　第 4 版第 1 刷発行
2024 年 3 月 10 日　　第 5 版第 1 刷発行

編著者　宮　島　喜　文
　　　　三　村　邦　裕
発行者　白　石　泰　夫

発行所　医歯薬出版株式会社

〒 113-8612　東京都文京区本駒込 1-7-10
TEL.　(03)5395-7620(編集)・7616(販売)
FAX.　(03)5395-7603(編集)・8563(販売)
https://www.ishiyaku.co.jp/
郵便振替番号　00190-5-13816

乱丁・落丁の際はお取り替えいたします　　　　　　印刷・DI Palette ／製本・明光社